AFFECTIONS CHRONIQUES

DES

VOIES RESPIRATOIRES

TRAITÉES PAR LES EAUX SULFUREUSES

ET PARTICULIÈREMENT

AUX THERMES DE LUCHON

PAR

Le Docteur DOIT-LAMBRON

MÉDECIN CONSULTANT A BAGNÈRES-DE-LUCHON
OFFICIER D'ACADÉMIE, ETC.

PREMIÈRE PARTIE

OZÈNE — CORYZA CHRONIQUE — ULCÉRATIONS
DES FOSSES NASALES
HYPERTROPHIE DES AMYGDALES

PARIS

LIBRAIRIE MÉDICALE O. BERTHIER
104, Boulevard Saint-Germain, 104

1889

AFFECTIONS CHRONIQUES

DES

VOIES RESPIRATOIRES

AFFECTIONS CHRONIQUES

DES

VOIES RESPIRATOIRES

TRAITÉES PAR LES EAUX SULFUREUSES

ET PARTICULIÈREMENT

AUX THERMES DE LUCHON

PAR

Le Docteur DOIT-LAMBRON

MÉDECIN CONSULTANT A BAGNÈRES-DE-LUCHON
OFFICIER D'ACADÉMIE, ETC.

PREMIÈRE PARTIE

OZÈNE — CORYZA CHRONIQUE — ULCÉRATIONS
DES FOSSES NASALES
HYPERTROPHIE DES AMYGDALES

PARIS

LIBRAIRIE MÉDICALE O. BERTHIER

104, Boulevard Saint-Germain, 104

1889

LETTRE DE M. LE DOCTEUR BLACHE

A L'AUTEUR

Je suis heureux de pouvoir placer en tête de mon travail la lettre que vient de m'adresser mon excellent ami et maître le Docteur René Blache.

Paris, le 20 mai 1889.

Mon cher Confrère,

C'est avec le plus vif intérêt que je viens de lire les bonnes feuilles de votre ouvrage sur certaines Affections chroniques des voies respiratoires qui se traitent avec avantage à Luchon.

Les relations d'intimité qui existaient entre mon père et M. Lambron, votre oncle, m'avaient, pendant les différents séjours que j'ai pu faire aux Pyrénées, mis à même d'apprécier, peut-être mieux qu'un autre, les multiples succès qu'on est en droit d'attendre de la cure sulfureuse des maladies, qui font l'objet de vos observations.

C'est donc avec un plaisir véritable que j'ai

*

retrouvé dans votre livre, et l'opinion pleine de sagacité de Lambron sur les eaux sulfureuses, et la confirmation des idées que, dans ses intéressantes causeries à l'hôpital, mon père ne manquait pas, à l'occasion, de faire ressortir devant ses élèves, quand il s'agissait du traitement des affections chroniques des voies respiratoires chez les enfants.

Que de fois, depuis lors, ai-je pu moi-même apprécier les merveilleux résultats obtenus par Luchon, non-seulement dans les hypertrophies amygdaliennes, dont la résolution par ce procédé est aujourd'hui connu de tous les médecins, mais encore, si je fais appel à ma modeste expérience, dans les affections protéiformes du lymphatisme de l'enfance!

Croyez, mon cher ami, à mes sentiments les meilleurs.

Dr BLACHE.

INTRODUCTION

Il est d'usage, surtout dans le monde, d'accorder plus spécialement à chaque station minérale d'une même classe, les sulfurées sodiques par exemple, la cure de telle ou telle maladie. Ici, on soigne plus particulièrement les rhumatismes, là, les maladies de la peau, ailleurs les plaies et blessures par armes à feu. Ainsi le veulent la mode et la tradition populaire.

Dans cet ordre d'idées, Luchon, à qui on a concédé aussi ses spécialités morbides, ne possède peut-être pas la réputation des Eaux-Bonnes, par exemple, pour la cure des affections chroniques des voies respiratoires. Le nombre des malades de cette catégorie venant à nos Thermes est pourtant très respectable puisque, durant la dernière saison, c'est-à-dire en 1888, on a donné 11.061 pulvérisations et 13.272 humages.

Durand-Fardel a dit, en parlant des Eaux-Bonnes : « Peut-être leur notoriété provient-elle tout simplement de ce qu'elles sont les plus anciennes en date, puisque c'est là que Bordeu a fait les premières applications des eaux sulfureuses au traitement des affections catarrhales ou tuberculeuses ».

Est-ce la seule raison pour laquelle Luchon n'a pas la même renommée, à cet égard, que sa voisine? Nous pensons qu'il en existe une autre.

La plupart des médecins qui ont exercé à Luchon, sauf quelques-uns, comme Lambron qui, plusieurs fois, a fait connaître à la Société d'hydrologie médicale de Paris le résultat de sa pratique ; comme Pégot, qui a rapporté quelques observations dans son guide médico-thermal ; comme notre confrère Ferras, qui a dernièrement publié un intéressant travail sur la laryngite chronique d'origine arthritique ; la plupart, disons-nous, ont surtout porté l'effort de leurs travaux sur d'autres parties de la thérapeutique thermale, ou bien n'ont fait que mentionner, sous le nom générique de catarrhes, l'action bienfaisante des eaux de Luchon dans les affections chroniques des organes respiratoires.

L'altitude de Luchon, son climat et surtout la nature facilement décomposable de quelques-unes de ses sources, qui dégagent spontanément une grande quantité d'hydrogène sulfuré [1], principe actif que l'on s'est ingénié à isoler le plus possible et à mettre en contact avec les surfaces malades, son système d'inhalation et de humage indiquent absolument cette importante station pour ce genre d'emploi, pour cette thérapeutique spéciale, et ces qualités prévalentes lui assurent, nous en sommes convaincu, une prépondérance marquée sous ce rapport dans un temps rapproché.

Nous avons eu la pensée de faire connaître, par de nombreuses observations, les résultats obtenus à Bagnères-de-Luchon : « Il n'est pas toujours donné, avons-nous écrit dans une petite préface d'un précédent ouvrage [2], à un médecin d'exercer, pendant trente années consécutives, à la même station thermale, et

---

1. Nous avons souvent, dans le cours de ce travail, insisté sur cette propriété de certaines sources de Luchon, de dégager en grande quantité l'hydrogène sulfuré. C'est cette propriété qui forme sa caractéristique et qui donne à cette station un rang à part parmi toutes les sulfurées sodiques.

2. *Des affections vénériennes traitées aux eaux sulfureuses de Bagnères-de-Luchon.*

d'y recueillir un grand nombre d'observations. Celles que le docteur Lambron, médecin-inspecteur à Luchon, possédait, s'élevaient, à la fin d'octobre 1882, au chiffre imposant de 19,161, toutes prises par lui-même, et souvent accompagnées de lettres importantes et détaillées de la part des confrères qui ont confié leurs malades à ses soins ».

C'est donc, en grande partie, les observations recueillies par le docteur Lambron qui ont servi de base à notre ouvrage. Parmi ces observations, nous avons choisi les plus intéressantes et les plus circonstanciées pour les publier IN EXTENSO; pour les autres, nous n'avons pu qu'en donner un tableau analytique. Il n'est pas toujours facile, en effet, à un médecin occupé comme l'était l'ancien inspecteur de Luchon, et surtout au milieu du tourbillon de la saison, de prendre par écrit et pour tous les cas, tous les détails que comporte une observation rigoureuse. Nous avons joint à ces faits, bien entendu, le résultat de notre pratique thermale durant cinq années.

En donnant toutes ces observations favorables ou défavorables, nous avons montré, autant que possible, les complications pour lesquelles les eaux ont été salutaires, nous avons noté les phénomènes qui ont contrarié la guérison ou entravé le traitement; les crises qui sont survenues, les médicaments adjuvants, le mode balnéaire employé, etc.

Bien que ce travail nous soit absolument personnel, les résultats très souvent heureux de la médication thermale doivent être, en grande partie, attribués au traitement qu'instituait le docteur Lambron qui, par sa longûe expérience, avait acquis l'art de bien manier les si nombreuses et si variées sources de Luchon, conjointement avec les divers procédés balnéaires et inhalatoires. C'était justice de notre part de faire cette mention.

Nous avons l'intention de décrire, dans des travaux successifs, le traitement sulfureux des affections chroniques suivantes : OZÈNE, CORYZA, HYPERTROPHIE DES AMYGDALES, PHARYNGITE, LARYNGITE, BRONCHITE, ASTHME, PLEURÉSIE et TUBERCULOSE PULMONAIRE ; une étude sur le CLIMAT de Luchon terminera cet ouvrage.

La connaissance des conditions climatériques d'une station sanitaire est de la plus haute importance, elle s'impose quand il s'agit de traiter des maladies comme celles des organes respiratoires. Plus de trente années d'observations météorologiques, prises pendant la saison estivale, nous permettront d'établir utilement et sûrement le caractère de notre région à cet égard.

Trois chapitres, précédés d'une introduction historique, composent ce premier travail et ont pour titres : le premier, de l'ozène ; le deuxième, du coryza chronique ; le troisième, de l'hypertrophie des amygdales. Nous avons donné, suivant l'excellente habitude d'aujourd'hui, la description de chacun de ces états morbides. Cette façon de faire a pour nous, entre autres avantages, d'éviter toute espèce de confusion dans les cas à traiter.

Je remercie bien sincèrement mon excellent ami le Docteur Dieudonné, qui m'a si gracieusement aidé de ses recherches.

CHAPITRE Ier

CONSIDÉRATIONS HISTORIQUES
SUR LE TRAITEMENT DES AFFECTIONS CHRONIQUES
DES VOIES RESPIRATOIRES
PAR LES EAUX SULFUREUSES

Dès la plus haute antiquité on s'est servi des eaux sulfureuses comme moyen curatif des maladies des voies respiratoires, dès les premiers âges on a utilisé leurs émanations soufrées. Inconnues dans leur nature et leur composition, la découverte de leur efficacité fut due au hasard. Les cures et les prodiges qu'elles opéraient établirent bientôt leur réputation, puis les témoignages de reconnaissance laissés par les malades guéris, les écrits des premiers maîtres, les recommandèrent plus tard à la postérité. Elles méritèrent la confiance des médecins de tous les siècles. Aussi on peut dire aujourd'hui que la médication sulfureuse, de plus en plus employée dans certaines maladies chroniques des voies respiratoires, constitue un moyen thérapeutique à l'abri de tout caprice du jour et de toute versatilité doctrinale.

Quatre cents ans avant l'ère chrétienne, Aristote pensait que certaines eaux minérales devaient aux vapeurs qu'elles émettaient leurs principaux effets curatifs. Chez les Romains (ils furent de si grands partisans des eaux minérales qu'ils poussèrent leur emploi jusqu'à l'abus), Strabon et Pline nous disent la vogue que possédaient, de leur temps, les eaux sulfureuses du pays de Naples ; ils nous enseignent que Auguste et Horace y furent envoyés par Antoine Musa. L'empereur, qui était atteint d'irritation catarrhale de la poitrine avec anasarque, recouvra la santé. Sénèque vante les propriétés de chacune des sources ; les unes sont bonnes pour les yeux, les autres guérissent les maladies invétérées et désespérées, d'autres conviennent aux ulcères, enfin la boisson de quelques-unes est utile aux poumons. Tout le monde sait que Galien envoyait ses phthisiques en Sicile respirer les émanations sulfureuses des volcans. [1] « Depuis les anciens temps on a connu que l'air du cratère de Naples a été utile dans la phthisie. Galien, sans connaître les théories de la chimie pneumatique ou aérienne, et sans savoir de quels principes les exhalaisons qui se dégagent du Vésuve et des

1. Attumonelli. *Mémoire sur les Eaux minérales de Naples,* 1804.

autres champs phélégréens sont composés, envoyait ses phthisiques à Stubia. Cette méthode a été suivie pendant plusieurs siècles, ainsi qu'on l'apprend du moyen-âge. » Après la chute de l'empire Romain, les eaux minérales furent longtemps délaissées. Pendant le moyen-âge et la renaissance, les eaux sulfureuses sont toujours regardées comme un remède utile, mais la destruction presque générale des Thermes, sous la domination barbare, limita nécessairement leur emploi.

C'est à partir du xviie et xviiie siècle, quand Bayen, le premier, eut signalé l'existence de l'hydrogène sulfuré dans les eaux de Luchon, quand Bergmann eut confirmé cette découverte et surtout quand Bordeu eut provoqué en faveur des eaux pyrénéennes et surtout des Eaux-Bonnes, une réputation méritée, que l'on recommença à sentir l'importance de ce secours. C'est de ce moment que date l'emploi consciencieux des eaux sulfurées et qu'elles deviennent d'un usage journalier.

Théophile Bordeu, surintendant des eaux de l'Aquitaine, a consigné, principalement dans le *Journal de Barèges*, le résultat de sa pratique thermale; il a ainsi réuni une collection importante d'observations. Dans une lettre au premier médecin du roi, il considérait les eaux de Bonnes comme « un doux fondant, comme le meilleur béchique », puis, il se félicitait, avec raison d'ail-

leurs, d'avoir fait ressortir l'importance des eaux
sulfureuses des Pyrénées dans le traitement des
affections chroniques du poumon ; leur efficacité
lui était tellement avérée et lui semblait si certaine
pour combattre les vieux catarrhes pulmonaires
qu'il n'hésitait pas à affirmer la spécificité de
Bonnes pour ces affections, puis il en venait,
et cela naturellement, à traiter la phthisie et
l'asthme. « C'est à nous, dit-il, que sont dus
l'usage intérieur des Eaux-Bonnes, leur application
aux maladies de poitrine et l'heureuse célébrité
qu'elles ont acquises, elles ont guéri quelques
pneumoniques et elles en ont soulagé un grand
nombre. » Et plus loin : « Plusieurs de ceux dont
il est parlé dans les observations xxxi et xxxv, qui
éprouvaient de pareilles ardeurs de poitrine, des
difficultés de respirer et des asthmes légers furent
également guéris par nos eaux soufrées, qui
peuvent être regardées comme une ressource
assurée et presque unique dans ces maladies. » Il
parle ensuite de toux avec oppression et cuisson de
la gorge, d'asthme et d'aphonies guéries par les
eaux sulfureuses.

Dioscoride, qui n'inventait pas, indiquait déjà
le soufre comme antidote de la phthisie. Après lui,
Morton, en 1737, recommandait surtout les eaux
minérales contre la phtisie scrofuleuse. — *Usus
præcipue aquarum mineralium atque aliorum antis-*

crophulosorum remediorum ; — il ne met point en doute la possibilité de la guérison. Lieutaud et Portal ont recommandé quelques sources minérales : « elles se bornent le plus souvent à arrêter les progrès du mal, à circonscrire son foyer. »

En 1763, Campardon, dans son deuxième mémoire sur les eaux de Bagnères-de-Luchon, mémoire publié dans le *Journal de Médecine*, montre par des observations l'utilité de ces eaux dans l'asthme, la toux, la phthisie et autres maladies de la poitrine.

Attumonelli, dans un travail déjà cité sur les eaux minérales de Naples, dit : « On voit de notre temps des personnes attaquées de maladies catarrhales invétérées ou qui, à la suite de crachements de sang, craignent la phthisie pulmonaire, ou enfin qui sont atteintes de cette dernière maladie, aller respirer l'air à Puzzuoli. On se loge ordinairement sur le chemin qui conduit à la solfatare, et l'on va faire des promenades dans l'intérieur de ce volcan. » Et plus loin : « La vapeur d'eau mélangée au gaz hydrogène sulfuré adoucit son mordant et détend les fibres du poumon. »

Anglada se prononce absolument pour l'efficacité des eaux sulfureuses dans certaines maladies chroniques des voies respiratoires et dit :[1] « Il est

1. Aglada, 1833, *Traité des Eaux minérales*, p. 500.

certain qu'on voit familièrement des maladies de poitrine qui ont longuement résisté aux traitements les plus rationnels, ou qui se montrent des plus alarmants par la gravité des symptômes, céder à l'emploi de ces eaux de la manière la plus heureuse. Elles produisent généralement de bons effets, dans certaines affections pulmonaires chroniques, succédant à des pleurésies et des pneumonies aigües ; dans les catarrhes pulmonaires arthritiques ; dans certaines phthisies pulmonaires, enfin dans quelques cas d'affections asthmatiques ».

A partir de cette époque, tous les médecins qui exercent près des établissements d'eau minérale sulfureuse sont unanimes à conseiller leur emploi dans les affections chroniques des voies respiratoires. La divergence d'opinions ne s'accuse que pour un seul état morbide, la tuberculose pulmonaire. La thérapeutique de cette maladie par la médication thermale est encore aujourd'hui très controversée. Quelques auteurs condamnent cette pratique, le plus grand nombre la conseille dans le premier et le deuxième degré de cette affection et sous certaines conditions de terrains et de tempéraments. On peut, d'ailleurs, se reporter aux très intéressants débats qui s'élevèrent sur cette question au sein de la Société d'hydrologie, où Pidoux, Durand-Fardel, de Puysaie, etc., se mêlèrent d'une façon remarquable à la discussion.

Dans ce court exposé historique, nous nous attachons seulement à rapporter les faits les plus saillants et à citer les principaux auteurs par ordre chronologique, nous réservant d'accorder, s'il y a lieu, à chaque entité morbide décrite dans cet ouvrage, une succincte notice bibliographique.

Patissier[1] et Filhol,[2] citant Barrié et Fontan, médecins à Luchon, vantent les eaux de cette station dans les catarrhes bronchiques et les hypertrophies amydaliennes. Barrié, dans sa thèse, a fourni une statistique importante des maladies dont son père avait pris le relevé. Dans cette énumération, les bronchites chroniques figurent au nombre de 200, qui se décomposent ainsi : 65 guérisons, 5o améliorations, 84 insuccès.

L'homme n'est pas seul à recueillir les bienfaisants effets de la médication soufrée. On lit dans un rapport présenté à l'Académie de médecine en 1841 : « Les chevaux en proie à des maladies de la poitrine qui, chaque année, boivent avec succès les eaux de Cauterets, Bonnes, Bagnères-de-Luchon et du Mont-Dore, ne fournissent-ils pas la preuve irréfragable de l'action puissante que les eaux exercent par elles-mêmes ? » Autrefois, en éffet, le haras royal de Pau envoyait tous les ans aux Eaux-Bonnes les étalons affectés d'affections chro-

1. Patissier. *Manuel des Eaux minérales.*
2. Filhol. *Eaux minérales des Pyrénées.*

niques des voies respiratoires et même de tuberculose. L'histoire a retenu les noms des plus
illustres de ces animaux guéris par le traitement
sulfureux : *Colosse*, *Gamache*, *Barlègue*, etc.
A ce propos, Durand-Fardel, à la Société d'hydrologie, se demande s'il existe des eaux sulfureuses qui offrent un caractère de spécialité dans
le traitement de la phthisie, il répond par la
négative et ajoute : « Nous ne connaissons rien
qui justifie d'une manière bien positive la supé-
riorité de Bonnes à ce sujet, peut-être leur
notoriété provient-elle tout simplement de ce
qu'elles sont les plus anciennes en date, puisque
c'est là que Bordeu a fait les premières applications
des eaux sulfureuses au traitement des affections
catarrhales ou tuberculeuses. » Ce travail a pour
but, sans établir toutefois de parallèles avec d'autres
stations thermales, de montrer que Luchon, par la
variété et la graduation de ses sources, par leur
thermalité, par l'influence de son climat et de son
altitude, par son outillage balnéaire et inhalatoire,
par la propriété qu'ont ses eaux de dégager *spon-*
tanément de l'hydrogène sulfuré, possède tous
les éléments de curabilité, comme en font foi
les observations qui suivent : « La clinique de
Luchon, dit Labat, en 1878, dans les archives
générales de médecine, est la plus variée de
toutes les eaux sulfureuses sodiques du groupe

pyrénéen, à cause de la variété de ses sources ».

Patissier a écrit, dans son *Manuel des Eaux minérales naturelles :* « Luchon présente un avantage inappréciable dans la réunion de toutes les eaux que la nature s'est-plue à prodiguer à ce lieu charmant et dont elle a si bien nuancé les vertus en distribuant inégalement les éléments minéralisateurs que l'on peut avec facilité en assortir la force aux besoins des diverses maladies. La méthode qu'on y suit dans le traitement minéral et qui consiste à faire passer graduellement les malades d'une source à une autre, opère des effets qu'on attendrait en vain d'une source unique ; aussi, plusieurs médecins pensent que les eaux de Luchon peuvent remplacer les eaux de Barèges, de Cauterets, de Sauveur, et qu'ils leur sont préférables à cause de la beauté du lieu et de la douceur du climat.

« Les bœufs et les chevaux aiment assez se désaltérer au courant des sources sulfureuses de Luchon ; cette boisson les préserve ordinairement de la pousse. On voit chaque année arriver à Luchon des chevaux étrangers qui sont attaqués soit d'un commencement de pousse, soit de fourbure ou d'engorgement aux jambes : on les fait boire deux fois par jour dans un réservoir particulier où se réunissent les eaux de toutes les sources du grand établissement. Il est bien rare, dit

M. Barrié, qu'après trois ou quatre semaines, ces animaux n'éprouvent pas ou la guérison, ou un soulagement marqué ».

Pour Astrié, les eaux sulfureuses à base de chaux réussissent très bien dans les affections suivantes :

1° Les inflammations croûteuses, ulcéreuses, et l'ozène dartreux du nez et des fosses nasales, dont la guérison est d'habitude si difficile ; 2° la pharyngite et la laryngite granuleuses ; et, dans les conclusions de son excellente thèse, il ajoute : « Leur emploi est si utile dans les affections catarrhales, surtout celles de la poitrine, qu'aucune autre eau ne saurait remplacer l'élément sulfuro-alcalin barégineux, et sulphydrique dans certains cas spéciaux ».

C'est à cette époque que la science hydrologique, au point de vue des appareils et des moyens hydro-thérapiques, s'est enrichie de quelques bonnes découvertes qui, habilement maniées, rendent de véritables services aux malades, et sont des auxiliaires influents des vertus curatives des eaux minérales. Nous voulons parler principalement de la pulvérisation et du humage. Niepce d'Allevard avait déjà obtenu un certain brisement d'eau minérale, dont il utilisait les vapeurs et les gaz ainsi produits dans les salles d'inhalation, mais c'est en 1856, à Sales-Girons, inspecteur des eaux de Pierrefonds, aidé de M. de Flubé, propriétaire des sources, qu'est due l'invention de ce moyen thérapeutique tel qu'il existe maintenant. Dans l'esprit de son auteur, ce procédé avait pour but de mettre l'eau en nature avec tous ses éléments minéralisateurs en contact avec les surfaces malades. C'est ainsi que l'eau, ainsi poudroyée, réduite à l'état de buée, de vésicules infinitésimales et infinies, pouvait atteindre la terminaison de l'arbre bronchique et les vésicules pulmonaires, et, par conséquent, agir comme agent topique dans les maladies de ces organes.

Ces espérances furent déçues, l'expérience, en effet, a bientôt démontré que l'eau ainsi inhalée ne pénètre pas au-delà des grosses bronches. Mais les applications de cette méthode sont encore assez nombreuses et donnent des résultats assez efficaces pour que l'invention de Sales-Girons prenne une belle place parmi les découvertes hydrothérapiques de ces dernières années. Tous les établissements possèdent aujourd'hui ces appareils pulvérisateurs. Luchon, sous l'inspiration de Lambron, fut un des premiers à en être pourvu. Nous verrons plus loin leur installation.

C'est dans le même temps que se fit une transformation importante dans le mode d'aspiration des vapeurs sulfurées. Jusqu'ici, on pratiquait l'inhalation dans des salles où venaient se répandre des vapeurs spontanées ou forcées. Ce moyen

avait pour principal inconvénient de tenir le malade
dans une atmosphère chaude et humide qui l'ex-
posait à une sudation quelquefois abondante et
pas toujours sans danger à la sortie. Aujourd'hui
on pratique généralement le humage. C'est l'aspiration par un tube collecteur des vapeurs d'eau
minérale, de manière qu'elles pénètrent jusqu'à la
muqueuse pulmonaire. A Luchon, il existe une
installation spéciale que l'on doit à M. Frébaut,
professeur de chimie à l'école de médecine de
Toulouse, et qui présente, entre autres avantages,
de faire varier à volonté la température, la quantité
d'hydrogène sulfuré et la vapeur d'eau, de façon à
pouvoir doser chacun de ces agents selon les besoins
de la thérapeutique, enfin de rendre impossible
le mélange des vapeurs émises et celles expirées.
Nous aurons l'occasion de décrire, dans une autre
partie de notre travail, les appareils de humage de
Luchon. Disons de suite que si l'hydrogène sulfuré
n'était pas déjà par lui-même un énergique parasi-
ticide, comme l'ont démontré Poggiale d'abord,
Frashauer en Allemagne, Niepce, Pilate en France,
la disposition de nos appareils fournirait toute
garantie contre les accidents possibles de contage.
Cirillo, célèbre médecin italien, avait déjà remarqué
que les fièvres et les maladies bilieuses, les diarrhées
et les dysenteries n'attaquent pas souvent le bas
peuple parce qu'il boit souvent l'eau sulfureuse.

En parlant de l'ozène vrai et de la tuberculose, nous parlerons de l'action destructive des sulfureux sur les ferments morbides.

De Puysaie, d'Enghien, dit en parlant de la pulvérisation : « L'atmosphère pulvérisée sulfureuse est un topique qui modifie promptement la vitalité de la muqueuse et les produits de sécrétion, je n'entends parler que de bronchites, laryngites et pharyngites, d'essence purement catarrhale. » Et plus loin : « Pour combattre les pharyngites, on a fait appel à presque toutes les médications: émolliente, stimulante, altérante, révulsive et tonique, suivant l'idée que chacun se formait de la maladie; mais depuis que le mode d'action des eaux minérales est mieux connu, c'est à elles principalement que les médecins ont recours, les eaux sulfureuses tiennent la première place dans la thérapeutique de la pharyngite. » « La douche pulvérisée a sur l'amygdale hypertrophiée une grande puissance résolutive. » (de Puysaie).

Pidoux, qui s'est beaucoup occupé, comme médecin aux Eaux-Bonnes, des affections des voies respiratoires, veut qu'avant de diriger un malade vers une station minérale, on envisage ce malade et non la maladie. Un phthisique, par exemple, arrivé au 2ᵉ degré suivant l'école, c'est-à-dire à la période de ramollissement et des signes stéthoscopiques qu'il comporte, est justiciable des eaux

minérales douces. Si son état général est relative-
ment bon, si les éléments organiques sains chez
ce malade sont en état d'entrer en lutte avec ceux
qui sont atteints, si les premiers peuvent servir
de levier pour soutenir et relever les seconds...

Cette question de constitution, de diathèse, ne
nous a guère occupé jusqu'ici dans cet exposé
rétrospectif des opinions des auteurs, et pourtant
elle domine le plus souvent l'évolution des maladies
chroniques, de ces maladies caractérisées par
l'absence de douleurs vives, de fièvre régulière,
de marche réglée, par leur longue durée. Si nous
avons volontairement fait cette omission, c'est que
l'influence de la médication minérale sur ces états
ne subit aucune contradiction, tout le monde
admet la puissance modificatrice de cette dernière,
tout le monde pense que ces maladies constitutionnelles doivent être combattues dans leurs manifestations comme dans leur essence même.

Fonsagrives — thérapeutique de la phthisie pulmonaire — montre l'utilité des eaux sulfureuses
dans cette maladie et insiste sur le remontement
des forces, dû à ces eaux, et ajoute que la peau est
aguerrie contre l'impressionnabilité du froid et
prévient ainsi des bronchites incessantes.

Leudet, des Eaux-Bonnes : « Les observations de
Bordeu, les travaux modernes, la tradition populaire, tout concourt à faire du traitement par les

eaux sulfureuses et par les Eaux-Bonnes en particulier, la médecine préventive par excellence des bronchites, des catarrhes et de toutes les phlegmasies qui frappent le poumon et ses enveloppes ».

Grimaud donne les conclusions suivantes à un travail intitulé : *Du degré d'utilité des eaux minérales dans le traitement de la phthisie pulmonaire :* « Elles peuvent, au début, enrayer complètement cette déplorable maladie, ou du moins l'immobiliser pendant de longues années; dans la deuxième période, les chances de succès sont moindres; dans la troisième, leurs emplois sont généralement nuisibles ».

Allard conseille les eaux sulfureuses dans la phthisie-scrofuleuse. Gigot-Suart, dans une discussion au sein de la Société d'hydrologie : « L'usage des eaux sulfureuses est en quelque sorte la médication classique de la tuberculose pulmonaire et des maladies respiratoires qui ont été jusque-là refractaires à toute médication, même la mieux dirigée et la plus variée ».

Jusqu'ici, comme on le voit, c'est principalement sur la tuberculose pulmonaire traitée par les eaux sulfureuses que les auteurs discutent et donnent le résultat de leurs expériences, les autres affections des voies respiratoires sont passées sous silence, mais leur curabilité est implicitement admise. Nous rencontrons, à cet égard, dans les ouvrages des médecins suivants, des conclusions unanimes.

Durand-Fardel[1] « Nous avons vu qu'il y avait à considérer, dans le traitement des affections catarrhales de l'appareil respiratoire, deux choses: l'état morbide de la muqueuse bronchique et les conditions générales de l'économie auxquelles cet état morbide paraît se rattacher.

« Or, les eaux sulfurées sont le médicament spécial du catarrhe bronchique. En même temps elles peuvent s'approprier d'une manière, sinon aussi spéciale, du moins très directe encore, aux conditions diathésiques que nous avons dit le tenir le plus souvent dans leur dépendance, scrofules, dartres, rhumatismes, ou aux conditions constitutionnelles voisines. La réunion de ces états diathésiques dans la production complexe de certains catarrhes ne peut que fortifier l'indication des eaux sulfureuses. C'est dans cet ordre de faits et d'idées qu'il faut chercher l'utilité toute spéciale reconnue aux eaux sulfureuses, depuis le commencement de la médecine, dans les catarrhes de la poitrine. Efficaces dans les trois diathèses morbides qui produisent surtout et entretiennent l'état catarrhal, mieux que toutes autres, ces eaux peuvent convenir aux diverses formes de catarrhe, et cela est si réel,

---

1. *Traité des Eaux minérales.*

que maladies catarrhales et eaux sulfureuses s'associent toujours dans la pratique thermale, sans qu'on s'inquiète trop de leur nature » (Astrié, thèse de Paris).

«..... Suivant tous les auteurs, ajoute Durand-Fardel, qui ont écrit sur les eaux sulfureuses, celles-ci agissent de deux manières sur le catarrhe bronchique :

1° Elles excitent la fonction de la peau, et remontent le ton général de l'économie; 2° Elles déterminent une irritation passagère de la muqueuse bronchique, laquelle irritation amène elle-même la résolution de l'état catarrhal ».

«..... Le premier effet des eaux sulfureuses, est en général non-seulement de fluidifier et de faciliter la sécrétion bronchique, mais de l'accroître, d'augmenter la toux, de ramener même quelques douleurs bronchiques. Bordeu disait qu'ils excitaient une petite fièvre propre à mûrir promptement et à favoriser l'expectoration. Ces effets doivent être soigneusement considérés parce qu'il est des circonstances où ils acquièrent une grande importance, soit comme valeur thérapeuthique, soit comme danger, s'ils dépassent une certaine limite ».

«..... Cette excitation est une conséquence du traitement; mais elle ne nous paraît pas nécessaire à son efficacité. Il est des catarrhes qui guérissent sans excitation locale préalable ».

Dr DOIT   2

« Il en est de même de l'action sur l'état général.
Sans doute, la stimulation des fonctions de la
peau et des sécrétions, en général, a une valeur
thérapeutique par elle-même. Elle tend à remplacer
l'activité morbide de la muqueuse bronchique par
l'activité normale ou physiologique d'autres tissus,
mais vis-à-vis la diathèse herpétique et peut-être
vis-à-vis les autres, il y a certainement plus que
cela ».

Nous avons cité longuement cet auteur autorisé
parce que la description qu'il donne de l'action
des eaux sulfureuses sur le catarrhe bronchique est
sensiblement la même pour tout état catarrhal, que
celui-ci ait son siège sur la muqueuse bronchique,
laryngée ou nasale.

Andrieu dit que les Eaux-Bonnes font disparaître
les bronchites chroniques, les catarrhes et les
bronchorrées. Edouard Cazenave appuie le dire
d'Andrieu. De Puysaie et Leconte, à Enghien,
Niepce, à Allevard, témoignent que leurs eaux ont
une action des plus favorables sur ces maladies.
Buron fils, en 1851, confirme, en s'appuyant sur
des faits observés par lui dans les Pyrénées, l'opinion du professeur Chomel, sur l'efficacité des eaux
sulfureuses dans la pharyngite granulée. Noël
Guéneau de Mussy, dans son bel ouvrage sur l'angine glanduleuse, dont il a le premier donné une
description classique, dit du traitement sulfureux :

« Sans admettre que le soufre soit un médicament spécifique dans les maladies dartreuses, au même titre que le quinquina dans les fièvres palustres, ou même que le mercure dans les accidents secondaires de la syphilis, l'expérience a prouvé que cet agent thérapeutique jouissait d'une efficacité réelle et vraiment spéciale dans un grand nombre de formes de l'herpétisme ; et outre les effets topiques qu'il produit sur les parties malades, on admet généralement qu'il peut modifier l'état constitutionnel dont la lésion cutanée est l'expression. Cette action topique est un des éléments les plus importants de l'action du soufre ; et l'usage interne des composés sulfureux serait le plus souvent insuffisant pour guérir les affections dartreuses. Dans le plus grand nombre des cas, elles doivent être attaquées directement par des moyens locaux, en même temps qu'on oppose des modificateurs généraux à la disposition interne qu'ils manifestent.

« Quoiqu'il en soit du mode d'action des préparations sulfureuses, M. le professeur Chomel, s'appuyant sur la relation pathogénique qu'il avait constatée, insista sur l'opportunité de leur emploi dans l'angine glanduleuse ; et les résultats obtenus sont venus apporter un nouvel argument en faveur de l'idée qu'il avait conçue sur la nature du mal. Depuis longtemps, il faut le dire, les eaux sulfureuses étaient mises en usage dans cette maladie confondue, sous le nom de bronchite ou de laryngite, dans la classe de ces nombreuses affections catarrhales auxquelles le traitement sulfuro-thermal est appliqué avec tant de succès. Pour ma part, j'en ai très souvent constaté l'efficacité. Il me semble répondre à toutes les indications de la maladie qui nous occupe ».

A. Fontan, de Luchon, dans un rapport à l'Académie de médecine, présente quelques faits cliniques, entre autres de bronchites et d'amygdalites chroniques traitées avec succès à cette station sanitaire.

« L'action curative des eaux thermales sulfureuses, dit Pégot,[1] dans les maladies chroniques des membranes muqueuses, est connue depuis longtemps... dans certains coryzas chroniques, on se trouve très bien de renifler de l'eau sulfureuse, et de recevoir de légères douches sulfureuses dans les fosses nasales, cette médication convient aussi dans l'ozène, affection très rebelle, qui a besoin d'un traitement spécial.....

« C'est surtout dans les pharyngites granuleuses, qu'on retire un très bon effet des douches buccales sulfureuses, en arrosoir ou en piston. L'eau sulfureuse pulvérisée est aussi très utile. Bien entendu on doit recourir aux eaux sulfureuses en bain, en

---

1. Pégot. *Guide pratique médico-thermal sur l'action des eaux thermales sulfureuses de Bagnères-de-Luchon, dans les diverses maladies chroniques.*

boisson, suivant les individualités. Ce n'est pas seulement le symptôme local qu'il faut attaquer, mais la diathèse. Quand les amygdales sont volumineuses, surtout chez les enfants, il est permis d'espérer de détruire cet engorgement au moyen de douches buccales. Dans les laryngites chroniques, le humage, les eaux sulfureuses en boisson, en bain, en douches latérales sur le cou sont très favorables ». Et plus loin, après avoir donné des observations de bronchites chroniques suivies de guérison, il ajoute : « Je m'arrête à ces deux observations concluantes, j'aurais pu en mentionner un certain nombre pour prouver que les eaux sulfureuses de Luchon, celle du Pré n° 1, peuvent être employées pour guérir les maladies chroniques des bronches, surtout si, bien administrées, on peut les seconder par le humage, aspiration d'air chaud légèrement sulfuré, provenant de la température élevée de certaines sources ».

Le Bret[1] dit que les eaux sulfureuses conviennent dans les cas d'irritation passive chronique des membranes muqueuse, pharyngineuse, bronchique, pulmonaire ; « elles amènent, en outre, une amélioration dans l'état général sous la dépendance duquel sont ces états morbides ».

Lambron, dans un mémoire lu à l'Académie

1. Le Bret. *Manuel médical des eaux minérales.*

de médecine, présente le résultat de sa pratique médicale à Luchon dans les cas d'hypertrophie tonsillaire, traités avec succès par la pulvérisation directe d'eau sulfureuse sur les amygdales, combinée avec le traitement général. Dans son important ouvrage sur les Pyrénées et les eaux sulfureuses de Luchon, il préconise ces eaux dans les affections des bronches et dans la tuberculose pulmonaire. Plusieurs fois enfin, comme le montrent les compte-rendus, il eut l'occasion de confirmer, à la Société d'hydrologie, les mêmes idées. Ainsi [1] « les Eaux de Luchon ont été administrées depuis longtemps dans les affections de poitrine, mais sans qu'on ait suffisamment spécifié les résultats obtenus suivant les différentes espèces de maladies des organes respiratoires. Ce n'est que depuis la découverte du Pré, en 1849, qu'ils sont plus particulièrement appliquées à la phthisie pulmonaire. On doit au hasard l'indication de l'action curative de cette source dans les affections des voies respiratoires, comme des circonstances heureuses firent découvrir à Bordeu que les Eaux-Bonnes, qui avaient été nommées eaux des arquebusades pour avoir si bien guéri les blessés de Pavie, jouissaient également d'une vertu excellente dans les maladies de poitrine. Aussitôt le dégage-

---

1. *Communication à la Société d'hydrologie, 1857-1858.*

ment de la source du Pré, les ouvriers mineurs, dont plusieurs étaient enrhumés, se mirent à en boire ; ces derniers en éprouvèrent un soulagement si rapide et si grand, qu'ils en furent frappés et qu'ils s'empressèrent de faire part de leur guérison. L'observation ultérieure est venue démontrer la réalité de l'espèce d'action élective de cette source sur les organes respiratoires souffrants et, aujourd'hui, on ne peut mettre en doute son efficacité ».

L'inhalation [1] convient dans la bronchite simple ou la disposition à cette affection, dans les catarrhes des vieillards et des emphysémateux, dans la toux nerveuse, l'asthme, les reliquats de coqueluche, la laryngite simple, la congestion pulmonaire, la pneumonie et la pleurésie chroniques, voilà certes un assez vaste théâtre ou l'inhalation trouve avantageusement à s'exercer ! S'il s'agit de bronchite herpétique, rhumatismale, goutteuse, de pharyngite, ou laryngite de même nature, de phthisie pulmonaire avec son cortège symptomatique de débilitation générale, il faut alors s'adresser, en même temps qu'à la manifestation locale, à l'état général qui tient l'affection sous son étroite dépendance. L'inhalation remplira encore un rôle ici, tandis que la boisson sulfureuse, aidée des bains et des autres procédés balnéatoires, corrigera mieux que

---

1. *Annales de la Société d'hydrologie de Paris*, T. xxii, 1876-77. Thérapeutique et inhalation à Allevard.

ne saurait le faire l'inhalation seule, la déviation des humeurs qui préside aux diverses diathèses que je viens d'envisager ».

Senac-Lagrange,[1] après avoir montré le résultat des eaux de Cauterets dans les affections suivantes : pneumonies chroniques, laryngites, bronchites, asthmes, tuberculose pulmonaire, dit en parlant des pleurésies chroniques : « C'est avec raison que les médecins comptent sur l'effet général des eaux et l'effet local des douches pour aider à la résorption des fausses membranes pleurétiques. C'est alors que les fonctions nutritives augmentent en force, que sous l'action des douches, des phénomènes de résorption se prononcent, des frottements d'abord se montrent sous l'influence de l'excitation locale, et il nous a été donné d'observer, après une durée de vingt jours de traitement, le retour de la respiration normale là où existait l'absence du murmure respiratoire compliquée de névralgie du nerf thoracique correspondant, névralgie qui ne disparut que les derniers jours du traitement ».

Mon excellent confrère à Luchon, le docteur Gouraud,[2] dit en parlant des bronchites chroniques, des bronchorrées, des inflammations chroniques du larynx et du pharynx : « Nous dirons seulement

1. Senac-Lagrange. *Etudes sur Cauterets, page 396.*
2. Gouraud. *Le Traitement thermal à Bagnères-de-Luchon, page 161.*

ici que toutes ces maladies, quelle que soit leur cause, sont tout à fait du ressort de nos eaux, et que notre source du Pré n° 1, par sa forte sulfuration, sa haute thermalité et en même temps sa facile digestion, est sans rivale parmi toutes les eaux sulfurées sodiques ».

Garrigou[1] : « S'il faut agir avec vigueur par une eau sulfurée, riche en principe actif, notre source du Pré n° 1 surtout, n'a pas de rivale nulle part. Mais, les faits qui nous mettent bien au-dessus de toute autre localité thermale, et qui, si le corps médical veut bien nous prêter son attention, doivent donner à Luchon une spécialité aussi favorable aux malades qu'on puisse le souhaiter, ce sont les effets relatifs aux affections de la gorge. Je n'hésite pas à dire que nos sources sulfurées, prises en gargarismes, boissons, pulvérisations, guérissent les affections de la gorge : amygdales, granulations, etc., ainsi que les affections chroniques et catarrhales des fosses nasales, non-seulement avec une rapidité, mais avec une sûreté remarquable. J'oserai même dire que les guérisons se maintiennent beaucoup mieux dans beaucoup de cas qu'après le traitement par les eaux de toute autre station dont on a fait en quelque sorte des spécifiques. Ceci ne veut pas dire que les autres sources pyrénéennes,

1. Garrigou. Extrait d'une conférence faite à Bordeaux, 1878.

comme Cauterets, comptent moins de cas de succès que Luchon, ces eaux mêmes sont mieux appropriées que celles de Luchon pour les malades délicats, affaiblis, très facilement irritables vers la muqueuse aérienne. Mais, dans le cas où on veut une action plus vive, plus active, plus profonde, les eaux les plus sulfurées, à Luchon, le Pré n° 1 surtout, doivent être préférées, leur action est plus complète que toute autre et beaucoup plus sûre ».

Candellé[1] cite les affections chroniques des voies respiratoires, dans lesquelles les eaux sulfurées sodiques sont très efficaces ; nous détachons un paragraphe de son livre : « L'amygdalite chronique, bien connue et classée par tous les auteurs comme devant à peu près toujours être attribuée à la scrofule, est fréquente dans la première enfance, ainsi qu'une foule d'affections rattachées à cette diathèse. Les amygdales prennent souvent des dimensions assez fortes pour qu'on soit obligé de recourir à l'excision. Sans entrer dans la discussion de tout ce qui a été dit pour ou contre ce moyen, on s'accorde à dire qu'il ne doit être mis en usage qu'à la dernière extrémité. Les gargarismes d'eau sulfureuse, les douches pharyngiennes, appliquées *loco dolenti*, ont souvent amené une résolution rapide et très appréciable. L'angine catarrhale

---

1. Candellé. *Manuel pratique de Médecine thermale*, 1879, page 359.

diffuse a son siège sur les parties latérales du voile
du palais et s'y limite d'habitude. La pharyngite
chronique, que l'on voit développée quand on fait
ouvrir la bouche sur toute la paroi vertébrale du
pharynx, s'étend bien au-delà, soit en haut vers les
fosses nasales, soit en bas vers le larynx, la trachée,
et même au-delà dans des cas exceptionnels. Parmi
ses conséquences, on doit signaler la surdité, qui
survient quand elle envahit le pourtour de la
trompe d'Eustache. Ce symptôme est dû aussi
fréquemment à l'hypertrophie des amygdales; dans
les deux cas, les moyens dont dispose la médecine
thermale peuvent l'améliorer ou même le faire
disparaître totalement ».

Si maintenant nous passons en revue les livres
classiques et les dictionnaires de médecine récem-
ment parus ou en cours de publication et dont les
articles synthétisent, pour ainsi dire, l'état de nos
connaissances actuelles, nous voyons que pour les
coryzas chroniques, les angines chroniques, les
laryngites, les bronchites chroniques, les eaux
sulfureuses sont toujours conseillées sous réserves
de certaines conditions qui tiennent à l'état diathésique.

Jaccoud[1] dit en parlant de l'angine : « Dans la
forme glanduleuse, on obéira avec le même soin à

1. Jaccoud, *Pathologie interne*, tome premier, page 778.

l'indication causale, mais les révulsifs cutanés sont inutiles, les eaux sulfureuses, en boisson, en gargarisme, en pulvérisation, sont la base du traitement ».

Follin et Duplay,[1] dans leur chapitre sur le coryza chronique, préconisent entre autres moyens thérapeutiques les inhalations par le nez des vapeurs sulfureuses, et les douches naso-pharyngiennes avec des eaux minérales sulfureuses naturelles ou artificielles. Ils s'en servent également pour les ulcères des fosses nasales et pour l'épaississement de la membrane pituitaire. Dans le nouveau dictionnaire de médecine et de chirurgie pratique, aux articles angines chroniques, hypertrophie des amygdales, sous la signature de Desnos, les eaux sulfureuses sont conseillées comme traitement local et général. Dans le dictionnaire encyclopédique[2] des sciences médicales, Rotureau s'exprime comme suit dans l'article consacré aux eaux minérales de Bagnères-de-Luchon : « Dans les affections de la membrane muqueuse qui tapisse les voies respiratoires, les eaux de Bagnères-de-Luchon et particulièrement le griffon nº 1 de la source du Pré, donnent des résultats si favorables, que les laryngites et bronchites simples, à la condition expresse qu'elles ne

1. Follin et Duplay. *Traité élémentaire de pathologie externe.*

2. *Bagnères-de-Luchon, art. in dict. encyclopédique des sciences médicales,* T. XVIII, 1ʳᵉ série, page 130.

soient pas trop rapprochées de leur début, résistent rarement à une saison de vingt-cinq ou trente jours ». Puis abordant le chapitre de la tuberculose pulmonaire, cet auteur conseille les eaux de Luchon dans le 1er et le 2e degré de cette maladie, mais s'élève contre ce traitement quand le malade est arrivé au 3e degré, c'est-à-dire à la période ultime de cette affection. « Dans l'asthme de nature nerveuse, ajoute-t-il, les bains de jambes, l'eau en boisson, le humage, la respiration d'eau pulvérisée, et surtout les douches d'eau administrées sur les bras, les lombes, les membres pelviens, dans l'arrière-bouche et autour du col, pendant la durée desquelles le malade respire les principes votatils et gazeux des sources, ont procuré des guérisons radicales et durables. Dans la maladie de la membrane muqueuse des voies respiratoires, c'est comme nous venons de le dire, l'eau du griffon n° 1 de la source du Pré, en boisson, qui constitue la base de la cure. Cependant les demi-bains ou les douches sur les membres inférieurs doivent être quelquefois prescrits. Les eaux de Bagnères-de-Luchon, à l'intérieur, en gargarismes, en douches pharyngiennes, en douches sur la nuque et à la partie antérieure du cou, amènent encore la résolution des engorgements chroniques des amygdales, surtout chez les enfants, et la guérison de l'inflammation granuleuse chronique des glandules de l'arrière-gorge, souvent liée, comme l'indiquait le professeur Chomel, à une manifestation herpétique dont elle partage la nature ». Aux articles coryza chronique, ulcères des fosses nasales, sous la signature de Brochin, aux articles angines chroniques, etc., dans le même dictionnaire on trouve l'indication du traitement par les eaux sulfureuses.

Enfin, en 1885, notre confrère de Luchon, le docteur Ferras,[1] a donné communication à la Société d'hydrologie de Paris, d'un travail sur le traitement de la laryngite arthritique chronique aux thermes de Luchon, travail qui est le résultat de sa pratique médicale à notre station, et dans lequel il montre par des observations les cas soignés, leur mode de traitement et enfin les résultats obtenus. Voici ses conclusions : « L'effet produit et constaté, dans tous les cas favorables, outre les modifications avantageuses du coryza chronique et de la pharyngite chronique, compagnons de la laryngite, etc., nous trouvons noté : diminution de l'hypérémie avec fines arborisations, ou présentant une teinte uniforme de la muqueuse générale du larynx ou des parties où l'hypérémie paraissait cantonnée. Les parties les plus accessibles, comme l'épiglotte, les éminences aryténoïdes, ont été les premières

1. Ferras. *Traitement de la laryngite chronique arthritique aux thermes de Luchon.*

influencées par le traitement, et cela d'une manière assez rapide, puisque nous voyons les malades améliorés dès les huit ou dix premiers jours. La teinte moins vive et le passage du vineux au rouge sombre, au carmin léger et à la teinte rosée, est naturellement ce qui frappe d'abord ; puis, vient la mobilité accrue des éminences aryténoïdes et des cordes entraînant une ouverture plus grande de la glotte..... En même temps que cette diminution des phénomènes présentés à l'arrivée peut être suivie à l'aide du miroir, nous avons remarqué l'amélioration des symptômes fonctionnels..... la toux, l'expectoration ont cédé chez tous les malades, d'une manière absolue pour les uns, satisfaisante pour les autres, l'état général a été aussi modifié, ainsi que nous avons pu le constater chez les malades qui sont revenus auprès de nos thermes ».

Tel est le résumé sommaire des opinions des principaux auteurs, et des travaux qui ont trait à cette question du traitement des affections chroniques des voies respiratoires par les eaux minérales sulfureuses.

CHAPITRE II

CONSIDÉRATIONS GÉNÉRALES SUR LES THERMES DE BAGNÈRES-DE-LUCHON

Nous croyons utile de décrire les ressources que présentent les thermes de Luchon au point de vue de la thérapeutique des maladies des voies respiratoires (sources, procédés balnéaires et inhalatoires, etc., spécialement mis en usage pour la cure de ces affections). Cet exposé sera naturellement succinct. Dans tous les recueils spéciaux, dans les traités d'hydrologie, dans les livres classiques, dans les articles de dictionnaires, on trouve des détails circonstanciés et de savantes appréciations sur la nature de ces sources minérales et sur leurs propriétés. Notre intention n'est donc pas de rééditer ce qui a été longuement exposé ailleurs, mais de nous attacher à montrer la richesse des moyens que la nature ou l'art ont mis à notre disposition pour la cure des maladies qui nous occupent.

Conditions générales. — « Luchon, dit Durand-

Fardel, [1] situé au centre des Pyrénées, résume en quelque sorte l'ensemble des eaux sulfureuses de cette chaîne…. La multiplicité de ces sources, qui dépasse une trentaine, offre toutes sortes de nuances de température et d'altérabilité qui permettent de les adapter à des conditions pathologiques fort différentes. » 42 griffons, en effet, réunies par leur similitude de thermalité et de minéralisation en 9 sources mères ou alimentaires, — nous faisons abstraction dans ce nombre des sources qui alimentent les buvettes et sur lesquelles nous reviendrons, — forment un ensemble qui permet d'obtenir des effets thérapeutiques et des résultats suivant les tempéraments et les cas morbides les plus variés.

Voici le nom des sources alimentaires avec le degré de température et de sulfuration de chacune d'elles :

	Température.	Sulfuration.
Bordeu	42°	0,0393
Bosquet...........	38°	0,0319
Ferras............	38°,5	0,0181
Etigny	41°	0,0331
Grotte...........	50°,5	0,0693
Reine	44°,5	0,0319
Blanche...........	37°,5	0,0169
Richard (ancienne)..	46°	0,0364
Richard (nouvelle)..	49°	0,0475

---

1. *Traité thérapeutique des Eaux minérales*, Durand-Fardel, page 82.

La température et la minéralisation séparent chacune de ces sources et leur assigne une individualité distincte. Si l'on ajoute à ces caractères la possibilité d'abaisser ou d'augmenter la température selon les besoins de la thérapeutique, on peut déjà prévoir la diversité d'action que l'on peut obtenir.

Le composé sulfuré qui minéralise nos sources, qui établit leur parenté et les catégorise dans une classe bien définie d'eau minérale, a pour principe actif l'hydrogène sulfuré ; nous ne voulons pas dire que les nombreux éléments pondérables ou impondérables qui font partie intégrante de ces eaux : la température, l'électricité, l'eau, les autres composés minéralisateurs, n'apportent pas leur contingent d'action, mais on pense généralement aujourd'hui que ce gaz est l'agent principal curatif. Or, nos sources ne possèdent pas la propriété de dégager, spontanément ou non, la même quantité d'acide sulfhydrique ; de là, par conséquent, des caractères différents au point de vue de leur action locale et générale. La chimie, en nous donnant ces notions, faisait déjà prévoir ces différences que l'expérience et la clinique sont venues confirmer et sanctionner.

Nous empruntons au docteur Lambron le tableau ci-joint, qui montre l'action physiologique générale de chacune de ces sources :

A. — Bosquet. . . . . . Source douce et à sulfuration légère.
B. — Ferras . . . . . . Source un peu excitante et à sulfu-
                        ration légère.
C. — Etigny . . . . . . Source douce et à sulf. moyenne.

D. — Bordeu . . . . . . Source douce sédative et à sulfuration forte.

E. — Blanche. . . . . . Source un peu excitante avec du soufre en suspension.

F. — { Richard (ancienne) } { Richard (nouvelle). } Sources sans action excitante marquée et à sulfuration forte.

G. — Grotte. . . . . . . Source légèrement excitante et à sulfuration forte.

H. — Reine. . . . . . . Source très excitante, quoiqu'à sulfuration moyenne.

« Ces sources,[1] dit Lambron, forment une véritable gamme, suivant l'expression heureuse d'Astrié, de telle sorte qu'on trouve à Luchon, outre la variété d'applications thérapeutiques spéciales, une grande variété d'excitations, de manière à pouvoir toujours être convenablement adaptées à la plus ou moins grande impressionnabilité du malade et à la ténacité plus ou moins forte de la maladie. Ainsi, on peut administrer : 1° des eaux douces et légèrement sulfurées ; 2° des eaux fortement sulfurées sans être excitantes et dont quelques-unes mêmes sont sédatives ; 3° des eaux excitantes et très sulfureuses ; 4° des eaux très excitantes sans être très chargées de soufre, etc., et toutes ces espèces de bains peuvent être données aux degrés de température propres à constituer les bains frais, tempérés, chauds et très chauds. » Astrié,[2] de son côté, dit : « On comprend qu'avec ces ressources si variées et des eaux si

1. Lambron, *Les Pyrénées et Bagnères-de-Luchon.*

2. Astrié, *La Médication thermale sulfureuse appliquée aux maladies chroniques,* page 47.

actives et si richement minéralisées, l'hydrothérapie sulfureuse soit d'une application large et facile à Luchon. » Nous insistons à dessein sur cette diversité d'action, car si beaucoup de médecins connaissent et apprécient les ressources variées qu'offrent les thermes de Luchon, il est de tradition, surtout dans le monde, de reprocher à ces eaux leur puissance d'action, et, encore aujourd'hui, on entend souvent dire qu'elles sont trop *fortes*. Si quelques-unes de ces sources possèdent cet heureux privilège de provoquer des effets énergiques, on peut voir qu'il en existe d'autres qui sont susceptibles d'être appliquées aux tempéraments les plus délicats et les plus impressionnables.

C'est là une première grande division de nos sources au point de vue de leurs propriétés générales. Elles possèdent d'autres attributions. L'expérience a démontré leur spécialisation dans certains cas morbides généraux. Ce fait trouve en partie son explication, croyons-nous, dans la présence d'éléments minéralisateurs secondaires, tels, par exemple, que les sels alcalins, les sulfites, les hyposulfites, etc.

On sait que la durée, la ténacité, la chronicité, en un mot, des maladies, tirent en général leur origine d'états institutionnels dont elles ne sont que des manifestations, on sait que l'indication thérapeutique primordiale est de tarir le mal à sa source, de s'attacher d'abord à la cure de l'état général ; or, nul médicament n'offre, dans ce cas, de résultats plus salutaires que les eaux minérales.

Certaines eaux de Luchon répondent à cette indication et s'adaptent plus particulièrement à certaines diathèses. C'est ainsi que Bordeu et Bosquet, par leur forte minéralisation, que la Grotte et la Reine, quand il est nécessaire de secouer, de réveiller le tempérament mou, sans ressorts, *atonique*, torpide, comme on l'a dit, conviennent au scrofulisme ; que les Richard et d'Etigny, à cause de leur plus grande alcalinité, s'adressent plus particulièrement à la diathèse rhumatismale, à l'arthritisme ; que Ferras, la Blanche, la Reine sont employées avec bénéfice dans l'herpétisme.

Enfin l'action élective des eaux sulfureuses sur la muqueuse naso-laryngo-trachéo-bronchique va nous fournir une troisième catégorisation des sources de Luchon basée encore sur la plus ou moins grande puissance qu'elles possèdent de dégager l'hydrogène sulfuré. « Les eaux, dit Filhol, [1] dans lesquelles le départ de l'acide sulphydrique se fait avec facilité, permettent au soufre d'agir directement sur les voies respiratoires, tandis que celles dans lesquelles le sulfure alcalin, lorsqu'il subit le contact de l'air, est brûlé en entier dans le liquide lui-même, portent plus spécialement sur la peau du baigneur l'action du sulfure ou des combinaisons qui en dérivent ».

La puissance d'action sur les voies respiratoires est donc en corrélation directe avec la quantité de gaz émis.

1. Filhol, page 198.

Or, comme on connaît le pouvoir émisif de chacune des sources, on a donc sous la main une médication variée dans ses effets, qui peuvent être énergiques, moyens et faibles, avec des nuances intercalaires.

Ces propriétés du gaz hydrogène sulfuré ont préoccupé à bon droit les médecins, puisque indépendamment des ressources naturelles que nous offrent ces eaux, on a cherché à isoler ce principe et à le mettre en contact le plus possible avec les surfaces malades. C'est ainsi qu'à Luchon, on est arrivé à graduer, par un artifice ingénieux, la quantité de vapeurs émises, de façon que le médecin puisse les doser, comme il le ferait pour un médicament officinal.

En résumé, par leur variété de température, de minéralisation et surtout d'altérabilité, propriété qui fait surtout leur caractéristique et sur laquelle nous ne saurions trop insister, les sources de Luchon nous offrent des effets physiologiques généraux très différents, quelques-unes d'entre elles possèdent une véritable spécialisation dans certains cas morbides déterminés, enfin par le développement spontané, mais variable par la quantité, de l'hydrogène sulfuré, elles produisent des actions plus ou moins énergiques sur les voies respiratoires.

Moyens balnéaires et inhalations usités dans la cure des maladies chroniques des voies aériennes. — Bains.

— Douches. — Boisson. — Gargarisme. — Pulvérisation. — Irrigation nasale. — Humage. — Inhalation.

A. *Bains.* — Ils sont alimentés par les eaux mères que nous venons d'énumérer. Même dans les maladies qui forment le sujet de ce travail, on aura toujours, sauf le cas de contre-indications dont le médecin sera juge, recours à ce moyen thérapeutique dont les bénéfices ont été consacrés par l'expérience. La température ordinaire est de 34 à 35°, la durée moyenne de 20, 25, 30 et 35 minutes. L'indication de la salle où doit se baigner le malade n'est pas indifférente ; certaines, en effet, sont vastes, à aération facile, quelques-unes possèdent une voûte modérément élevée, d'autres surbaissée, enfin, il en est avec auvents en coutil, toutes dispositions qui ont pour but d'augmenter ou de restreindre l'inhalation de l'hydrogène sulfuré. A la suite du bain, nous conseillons le repos au lit durant une heure.

Les demi-bains et les pédiluves sont parfois utiles, d'autrefois nécessaires. Ils sont indiqués lorsqu'on veut obtenir une action décongestive des organes thoraciques, une dérivation des membres inférieurs ; les premiers se prennent à la température de 37, 38 et 40° et durent 10, 15 et 20 minutes. Les bains de pied à eau courante, très chaude, ont pour but une révulsion énergique vers ces parties.

B. *Douches.* — C'est un procédé énergique, fort en honneur aujourd'hui. Dans des mains expérimentées, il donne d'excellents résultats, mais, en raison de sa difficulté d'exécution, de ses effets protréiformes (suivant différentes circonstances, il change complétement de signification), il peut constituer un véritable danger. La température de l'eau, la durée de l'opération, le degré de percussion, la plus ou moins grande pression, sont autant d'éléments de mutation dans les effets que l'on cherche à obtenir.

Nous ne nous occupons que des douches chaudes. On les divise, à Luchon, en deux classes : les petites douches, dans les baignoires, et les grandes, dans des cabinets spéciaux. Les premières offrent ceci de particulier, que l'on peut utiliser l'une ou l'autre des sources mères, tandis que les autres ont une composition uniforme, température exceptée. Celles-ci sont spécialement alimentées par les sources Grotte, Reine et la source Saline froide. On les administre en jet fin ou gros, en pomme d'arrosoir à trous fins et nombreux ou à trous moyens et écartés. Les effets recherchés dans le cas présent, effets que l'on peut graduer grâce surtout aux changements de température et de climat, sont : 1° réaction générale de l'organisme ; 2° suractivité de la surface tegumentaire ; 3° révulsion sur les extrémités et parfois sur les parois thoraciques, le cou ; 4° par la buée de vapeurs qui entoure le malade, absorption de principes minéraux par les muqueuses respiratoires. Nous aurons occasion d'apprécier cette inhalation. La température moyenne est de 38 à 40° ; la durée, de 5, 6, 7, 8, 9 et 10 minutes.

C. *Boisson*. — Quatre buvettes existent à Luchon :

		Sources	Tempér.	Sulfurat.
1º Dans l'int. de l'établissem.		les Romains . . .	47º	0,0515
2º En dehors de l'établissem.	Grotte..	55º	0,0443
	Reine.	49º	0,0540
	Blanche	39º	0,0022
3º Id.	Ferras ancienne .	28º,50	0,0049
	Enceinte.	42º	0,0589
	Ferras nouvelle .	31º,50	0,0110
4º Id.	Pré Nº 1	51º,40	0,0735
	Pré Nº 2	44º,50	0,0589
	Pré Nº 3	40º,50	0,0319
	Pré refroidi. . . .	25º	0,0710

La boisson minérale, conjointement avec le bain et la douche, a surtout pour but de modifier l'état général, d'obtenir le remontement des forces, comme disait Bordeu. Dans les maladies respiratoires, ce sont les buvettes du Pré que l'on utilise principalement. A leur action constitutionnelle vient se joindre leur action spéciale et bienfaisante sur la muqueuse des voies aériennes. Cette pratique n'a rien d'absolu, car l'idiosyncrasie du malade, certaines conditions d'âge, de tempéramont, etc., peuvent nécessiter l'emploi de telle source, à l'exclusion de telle autre, elles imposent même parfois la suppression de toute boisson.

Nous conseillons, pour commencer, de boire, le matin et le soir, une heure avant le repas, un demi-verre de la source du Pré nº 2 (le verre a 200 ou 250 grammes). On augmente progressivement la dose : 3/4 de verre, un verre ; puis, au bout de quelques jours, le Pré nº 2 est remplacé par le Pré n° 1, très chaud et très sulfuré. Quand on est en présence de manifestations irritatives, existantes ou provoquées par le traitement, il est urgent de suspendre la boisson, ou tout au moins d'avoir recours à des eaux moins actives.

D. *Gargarisme ou bain de gorge.* — C'est le contact plus ou moins prolongé de l'eau minérale avec la muqueuse pharyngienne et celle de l'isthme du gosier. Ce mode de traitement est important pour les maladies de ces régions, il est donc utile de bien l'exécuter, voici comment il se pratique : Le malade, après avoir pris une légère gorgée d'eau minérale, penche la tête légèrement en arrière, produit un mouvement de déglutition incomplet, silencieusement, il laisse l'eau en contact avec les parties qui la contiennent et, finalement, pour favoriser encore ce contact, il incline alternativement la tête à droite et à gauche. Un verre de 250 grammes du liquide suffit généralement pour obtenir un bon bain de gorge. Mais il est utile d'avoir, à cause de la grande altérabilité à l'air, un verre fermé par un couvercle et mieux de changer fréquemment d'eau. Cette pratique est renouvelée deux fois par jour. Il est préférable de boire après le gargarisme, celui-ci pourrait occasionner des nausées et même des vomissements.

C'est à la buvette du Pré que sont installés les gargarisoirs. Il y existe deux salles : une réservée aux dames, l'autre destinée aux hommes, avec des compartiments séparés pour chaque malade. La source du Pré n° 2 est d'abord employée par nous, mais nous ne tardons pas à utiliser la source n° 1, dont la haute température et la grande minéralisation nous ont toujours rendu de grands services Nous ne dirons rien du gargarisme laryngien. Le docteur Guinier, de Montpellier, en a été le promoteur et a été aussi probablement le seul qui ait pu le mettre en pratique. Il n'en est pas de même du gargarisme pharyngo-nasal, c'est-à-dire l'action de faire sortir par les narines, en passant par le haut pharynx, comme la fumée de tabac, l'eau préalablement mise dans la bouche. Ce moyen, un peu désagréable à exécuter, est utile concomittamment avec les irrigations nasales, dont nous parlerons plus loin, dans les affections du pharynx supérieur et de l'arrière cavité des fosses nasales.

L'action bienfaisante du gargarisme pharyngien s'exécute sans fracas, sans tapage, il ne nous est jamais arrivé d'interrompre la cure d'un malade par son fait et, en outre, il a toujours été un auxiliaire utile des autres médications.

E. *Pulvérisation.* — Il existe à Luchon deux salles de pulvérisation, l'une pour les hommes, l'autre pour les dames, la première possède 12 appareils, la seconde 10. Voici en quoi ils consistent : un mince cylindre creux, plongeant par une de ses extrémités dans un réservoir d'eau minérale, émerge dans la salle au-dessus d'une table en marbre qui a pour but de collecter l'eau de vidange et de la transmettre à un tuyau de sortie. Sous l'influence d'une pompe foulante, un filet d'eau à jets continus s'échappe sous la pression de 3 ou 4 atmosphères, et vient frapper à 5 ou 6 centimètres une palette ou un disque sur lesquelles il se brise. Ce cylindre émergeant présente un raccord dans sa continuité, ou plutôt une charnière, qui permet de l'abaisser ou de le relever sous des angles variables suivant les besoins. Une clef préside à la sortie de l'eau et sert à modifier son débit, enfin un support muni d'une vis, a pour but de recevoir la tige de la palette ou du tamis, de façon que ceux-ci suivent les mouvements d'inclinaison du cylindre.

C'est la source Reine qui alimente ces appareils. Ses propriétés de température, de minéralisation et de stabilité l'indiquaient naturellement pour ce genre d'emploi. — Sa température de 55° est encore de 33 à 36° dans les premiers appareils, c'est-à-dire ceux qui sont le plus rapprochés du réservoir, et de 32 à 33° aux derniers. Cette différence de température est mise à profit suivant les cas pathologiques, l'âge et le tempérament. Le changement d'état de l'eau minérale, c'est-à-dire le dégagement de ses principes actifs, a lieu surtout au moment de son brisement, alors qu'elle est mise en contact avec les surfaces malades.

La palette est une plaque en métal convexe d'un côté, concave de l'autre ; l'eau vient se briser sur cette face et produire un brouillard qui s'élève à une certaine hauteur. Le tamis est un disque qui entoure une toile métallique finement percée à jour, l'eau, en passant à travers, se divise en une multitude de petits jets qui constituent la douche filiforme. Quand on veut obtenir une action plus énergique on se sert du jet direct. Nous aurons d'ailleurs occasion, en parlant du traitement de chaque maladie, de fournir l'indication de chacune de ces douches et de décrire leur mode d'emploi ; disons seulement, dès maintenant, que la durée des séances de pulvérisation est en moyenne de 10, 15 et 20 minutes.

F. *Irrigation nasale et douche nasale.* — En 1854, Maisonneuve a présenté à l'Académie de médecine, une note qui révélait un fait physiologique sur lequel est basée l'irrigation nasale et qui a modifié considérablement la thérapeutique des maladies du nez. Voici en quoi il consiste : dès qu'un liquide sous une certaine pression et en quantité suffisante, après avoir traversé les fosses nasales, vient en contact avec la partie postérieure du voile du palais, celui-ci se relève et obture complètement la cavité naso-pharyngienne ; si ce liquide continue à s'écouler, il passe par la seule ouverture restée libre, c'est-à-dire la choane de la fosse nasale opposée, et de là, au dehors, par la narine correspondante.

A Luchon, on se sert d'un récipient élevé à une certaine hauteur, hauteur que l'on peut modifier suivant les sujets, et muni à sa partie inférieure d'une ouverture à laquelle s'adapte un tube en caoutchouc. Tout l'appareil, quand il est amorcé, forme donc siphon. On se sert le plus communément de l'eau de la source du Pré, mais

on peut employer l'eau d'une autre source si l'indication
se présente. Nous dirons, en parlant du traitement des
maladies nasales, quelles précautions doivent être prises
pour éviter des dangers qui peuvent se produire ; nous
dirons à quel degré de température l'eau minérale doit
être employée, etc. Indépendamment des bains du nez,
de l'aspiration par le nez de l'eau minérale en la reniflant,
indépendamment de l'inspiration du brouillard d'eau
produit par la palette de la pulvérisation, on emploie
la douche nasale suivante : un tube flexible s'adapte
par une de ses extrémités au cylindre de la pulvérisation et est muni à son autre bout d'un renflement
olivaire percé de trous. Ce renflement se place dans
l'une ou l'autre narine par où pénètre le jet d'eau
minérale préalablement gradué comme intensité et comme
volume.

G. *Humage.* — Nous donnerons, dans un prochain travail, et lorsque nous serons en possession de l'analyse des
vapeurs servant au humage, la description aussi détaillée
que possible des nouveaux appareils installés à Luchon.
Disons toutefois, dès maintenant, que nulle part ailleurs
on trouve une installation qui fournisse une si grande
variété de moyens thérapeutiques. Ainsi, quatre sources :
Reine, Grotte, Richard, Bordeu, différentes déjà par la
température, par la minéralisation , alimentent vingt-six
bouches de humage, et, comme vingt-quatre de ces bouches, grâce à un mécanisme ingénieux, peuvent donner
quatre doses de vapeurs différentes, on peut ainsi obtenir

quatre-vingt dix-huit sortes de humages, différents par
la quantité, la température des vapeurs, etc., c'est-à-dire
que la dose des vapeurs est graduée pour ainsi dire à
l'infini.

CHAPITRE III

ANATOMIE ET PHYSIOLOGIE DES FOSSES NASALES

Fosses nasales. — Deux cavités anfractueuses, séparées d'avant en arrière par une lame mince souvent déjetée à droite ou à gauche, forment la partie essentielle de l'appareil olfactif. Variant beaucoup, suivant les individus, les fosses nasales ont une direction oblique d'avant en arrière et de haut en bas, leur forme est celle d'un cube irrégulier présentant une paroi supérieure, une paroi inférieure, deux parois latérales, l'une externe, l'autre interne, deux ouvertures, l'une antérieure, l'autre postérieure.

A. *Paroi supérieure :* appelée aussi voûte ou plafond des fosses nasales, cette paroi est très étroite (elle ne mesure pas plus de 2 ou 3 millimètres) et forme une simple rainure, elle est fortement concave et présente trois directions : dirigée d'abord en arrière et en haut, elle est formée dans cette partie par les os du nez et par la partie inférieure de l'épine nasale du frontal, puis elle devient horizontale et répond à la lame criblée de l'ethmoïde, à travers les trous duquel s'engagent les filets du nerf olfactif, répondant encore à la lame horizontale du corps du sphénoïde ; dans sa troisième partie, elle se courbe encore pour devenir oblique en bas et en arrière, et est formée en cet endroit par la face antérieure du corps du sphénoïde, c'est là que se trouve l'orifice du sinus sphénoïdal. La résistance de cette paroi est très faible, aussi est-il arrivé de la voir céder quand on a voulu arracher des polypes implantés sur elle.

B. *Paroi inférieure :* La paroi inférieure ou plancher des fosses nasales, plus étendue que la supérieure, est concave d'avant en arrière et transversalement, de plus, légèrement oblique en arrière et en bas. Elle est unie et formée par l'apophyse palatine du maxillaire supérieur en avant et la portion horizontale du palatin ; c'est la face supérieure de la voûte palatine. Elle sépare les fosses nasales de la bouche et en arrière le voile du palais lui fait suite. Elle forme comme la paroi supérieure une gouttière antéro-postérieure, mais plus longue et plus large, c'est même la partie la plus large des fosses nasales, elle mesure de 12 à 15 millimètres ; on y voit en avant l'ouverture du canal palatin antérieur.

C. *Paroi interne :* Constituée par la cloison qui sépare l'une de l'autre les deux fosses nasales, la paroi interne est formée par le vomer et la lame perpendiculaire de l'ethmoïde dans l'intervalle desquels la cloison cartilagineuse vient se fixer. Le squelette de la cloison

est mince et peu résistant, de sorte que cette cloison,
de perpendiculaire qu'elle est normalement, peut se
trouver déjetée d'un côté ou de l'autre, simulant même
quelquefois une tumeur par le relief énorme qu'elle
fait dans une fosse nasale.

D. *Paroi externe :* La paroi externe représente une
surface irrégulière, oblique de haut en bas et de dedans
en dehors, c'est la plus importante au point de vue
chirurgical, c'est elle qui supporte les cornets, c'est
sur elle que se remarque l'ouverture de plusieurs
orifices. La paroi externe est formée de six os :
l'ethmoïde, le maxillaire supérieur, le palatin, l'unguis,
le sphénoïde et le cornet inférieur. Sur cette paroi,
s'avancent en s'enroulant, trois lamelles osseuses dont
la forme leur a valu le nom de cornets. Allongés
d'avant en arrière, à concavité supérieure, ces trois
cornets sont insérés en arrière sur une même ligne
verticale, mais ils ne sont pas de même longueur, le
supérieur est le plus petit, l'inférieur le plus grand,
de sorte que le cornet moyen déborde en avant le
supérieur, l'inférieur déborde en avant le moyen et
se trouve par cela même plus rapproché de l'ouverture
antérieure des fosses nasales. Les deux premiers sont
une dépendance de l'ethmoïde, le dernier est à proprement parler un os de la face. Les cavités situées
au-dessous de chaque cornet et limitées par le cornet
supérieur et la paroi externe, sont les méats.

Le cornet supérieur ou de Morgagni est une petite

lame carrée, mince, rugueuse, au-dessous de laquelle
se trouve une gouttière ou méat supérieur qui communique avec les cellules postérieures de l'ethmoïde et
par leur intermédiaire avec le sinus sphénoïdal ; il
répond en arrière au trou sphéno-palatin.

Le cornet moyen dépend aussi de l'ethmoïde. Plus
épais, d'une longueur presque double du cornet supérieur, sa concavité, plus grande aussi, forme le sinus
moyen qui est comme le cornet lui-même oblique en bas
et en arrière. C'est dans ce sinus que viennent
aboutir en haut les cellules ethmoïdales antérieures ;
en avant, se trouve un orifice caché sous l'extrémité
du cornet, c'est l'ouverture de l'infundibulum du sinus
frontal, en bas et en arrière l'on voit également un
orifice, mais plus apparent, plus large, c'est l'ouverture
du sinus maxillaire. Le méat moyen est très largement
ouvert en avant, ce qui fait que quand on introduit un
instrument dans la narine, pour peu qu'on abaisse
légèrement la main au lieu de la ramener en haut, l'on
a des chances pour introduire le bec de l'instrument
dans le méat moyen, manœuvre qui cause au malade
de vives douleurs.

Le cornet inférieur est le plus long, le plus résistant. C'est un os mince, lamelleux, contourné sur lui-même, à face interne convexe et rugueuse, faisant une
forte saillie dans la fosse nasale, à face externe concave,
plus lisse, formant le méat inférieur. Ce méat plus grand
encore que le moyen, présente sur sa partie moyenne

l'orifice du canal nasal, distant de deux à deux centimètres et demi de l'ouverture nasale antérieure. Ce
méat est fort important en ce sens que c'est sur son
prolongement que se trouve l'orifice pharyngien de la
trompe d'Eustache ; c'est donc lui que devra suivre un
instrument introduit dans la narine en vue de cathété-
riser la trompe ; en outre, il est de toute nécessité de
ne pas diriger en haut le bec de la sonde qui péné-
trerait dans le méat moyen.

E. *Ouverture antérieure :* L'ouverture antérieure des
fosses nasales est visible seulement quand le crâne est
dépouillé de ses parties molles, ou si quelque travail
ulcératif a détruit le nez ; dans ce cas, si la cloison
cartilagineuse est intacte, il y a deux ouvertures ovales
correspondant chacune à une fosse nasale ; mais sur le
squelette, la cloison faisant défaut, l'ouverture est
simple et l'on en a comparé la forme à un cœur de
cartes à jouer. Cette ouverture est circonscrite par
quatre os : le bord tranchant des os propres en haut, le
maxillaire supérieur, en bas et sur les côtés. C'est
cette ouverture antérieure qui fait communiquer la
fosse nasale avec la cavité de la narine.

F. *Ouverture postérieure :* Faisant communiquer les
fosses nasales avec l'arrière cavité, cette ouverture est
oblique de haut en bas et d'arrière en avant, direction
inverse de la direction de l'ouverture antérieure. L'ouverture postérieure est divisée en deux ouvertures secondaires par le vomer, qui forme une cloison médiane.

Chaque orifice a la figure d'un rectangle à angles arrondis ou d'un ovale à grand axe dirigé de haut en bas ; le grand diamètre mesure de deux à deux centimètres et demi, le diamètre horizontal la moitié seulement. Les limites sont formées, en haut, par le corps du sphénoïde, en bas, par le bord postérieur de la voûte palatine, en dedans, par le bord postérieur du vomer, en dehors, par l'aile interne de l'apophyse ptérygoïde.

Les ouvertures des fosses nasales, aussi bien l'antérieure que la postérieure, sont plus petites que la cavité elle-même, car la partie la plus large correspond au milieu des fosses nasales.

Les diamètres des fosses nasales ont, du reste, été établis, avec soin, par Richet : le diamètre antéro-postérieur du plancher aurait de 4 1/2 à 5 centimètres, mais, pour Dolbeau, le diamètre antéro-postérieur de l'épine nasale antérieure à l'épine nasale postérieure, est de 7 à 8 centimètres. Le diamètre antéro-postérieur de la voûte est de 6 centimètres à 6 1/2. Le diamètre transversal est de 6 à 8 millimètres à la voûte, de 3 centimètres au plancher.

Les sinus sont au nombre de quatre pour chaque côté. Ce sont :

1° *Les sinus maxillaires*, vaste pyramide triangulaire occupant la cavité du maxillaire supérieur, sa base regarde la fosse nasale et est munie d'un ou deux orifices de communication s'ouvrant dans le méat moyen.

2° *Les sinus frontaux* creusés dans l'épaisseur de l'os frontal et séparés l'un de l'autre par une lame mince,

quelquefois perforée, ce qui établit entre eux une communication. Ils viennent s'ouvrir dans le méat moyen
par l'intermédiaire de l'infundibulum, qui communique
assez souvent avec le sinus maxillaire.

3° *Les sinus ethmoïdaux* ou plus exactement les *cellules
ethmoïdales*, forment, de chaque côté, deux séries, l'une
antérieure, l'autre postérieure, séparées par une cloison.
La première série forme les cellules ethmoïdales antérieures, plus vastes que les postérieures, et s'ouvrant par
un ou deux orifices dans le méat moyen. La deuxième
série est constituée par les cellules ethmoïdales postérieures qui s'ouvrent en avant dans le méat supérieur
et souvent aussi en arrière dans le sinus sphénoïdal.

4° *Les sinus sphénoïdaux* sont situés dans l'épaisseur
du sphénoïde et séparés l'un de l'autre par une cloison
quelquefois perforée. Ils sont subdivisés par des cloisons
incomplètes les transformant en cellules qui communi-
quent avec les cellules ethmoïdales postérieures ; ils
s'ouvrent dans la partie supérieure et postérieure du
méat supérieur.

Muqueuse des fosses nasales : Les fosses nasales sont
entièrement tapissées par une membrane muqueuse ou
plus exactement fibro-muqueuse qui, non-seulement revêt
le squelette osseux que nous avons décrit, mais pénètre
même par les orifices que nous avons signalés dans les
sinus dont elle revêt également les parois.

La pituitaire ou membrane de Schneider est unie en
avant avec la muqueuse des narines, en dedans avec

la pituitaire de la fosse nasale opposée, en arrière avec la muqueuse du voile du palais et du pharynx, en dehors par l'intermédiaire du canal nasal et des voies lacrymales à la conjonctive, avec la muqueuse palatine par le canal palatin antérieur, au niveau des orifices des sinus avec la muqueuse qui tapisse ces sinus. Les orifices des cavités de la face que l'on distingue facilement sur le squelette sont non-seulement très rétrécis par la muqueuse qui s'enfonce dans ces orifices, mais souvent même complètement masqués.

D'une coloration rosée qui devient rouge et même livide dans les cas pathologiques, la pituitaire est molle et se déchire facilement ; sa surface libre est enduite d'un liquide visqueux incessamment sécrété par les nombreuses glandes qu'elle renferme. Son épaisseur est variable ; mince et très adhérente dans les sinus, molle au niveau des cornets, elle est épaisse et résistante sur le plancher de la cloison dont elle se détache assez facilement, ce qui explique son fréquent décollement à cet endroit par des collections sanguines ou purulentes.

La muqueuse olfactive ne présente pas dans tous les points le même aspect et la même structure. Tandis que dans les narines elle est moins rouge, moins épaisse que la pituitaire, d'une structure identique à la peau, ce qui fait qu'elle est souvent le siège d'affections analogues à celles de la peau, elle est revêtue d'un épithélium pavimenteux stratifié qui se prolonge à une certaine distance dans les fosses nasales.

La muqueuse pituitaire se compose de deux feuillets:
un profond, fibreux, adhérent aux os et aux cartilages;
l'autre muqueux, superficiel, remarquable par son
épaisseur qui peut atteindre 4 millimètres, les veines y
sont si nombreuses, si pressées, particulièrement sur le
cornet inférieur, qu'il a l'aspect d'un tissu caverneux,
il est tapissé à la partie supérieure des fosses nasales,
là où s'épanouissent les ramifications du nerf olfactif,
d'épithélium vibratile, dans le reste de son étendue il
est revêtu d'épithélium pavimenteux. C'est grâce à cette
disposition anatomique que Todd et Bowmann ont voulu
diviser la muqueuse nasale en une portion supérieure ou
olfactive et inférieure purement respiratoire.

Les glandes de la pituitaire sont nombreuses, glandes acineuses (Richet), glandes en tube (Hirschfeld);
Kolliker leur donne le nom de glandes de Bowmann.
Ce sont des glandes en tube; pour Sappey des glandes
en grappe ; ce qu'il y a de vrai, c'est que dans la
région respiratoire ce sont des glandes en grappe.
On rencontre des glandes tantôt en groupes, tantôt dissé-
minées, non-seulement dans toute l'étendue des fosses
nasales, mais encore dans les cavités qui leur sont
annexées. Très nombreuses dans la muqueuse qui tapisse
les cornets, moins nombreuses à la voûte, le rôle de
toutes ces glandes est de sécréter un mucus destiné à
entretenir l'humidité nécessaire à l'olfaction.

Les artères de la pituitaire viennent des branches
ethmoïdales antérieures et postérieures de l'ophthalmi-

que, des branches sphéno-palatines, palatines, alvéolo-dentaires et sous-arbitraires de la maxillaire interne ; le rameau de la sous-cloison vient de l'artère faciale.

Les veines sont nombreuses, à disposition plexi-forme ; les unes sont satellites des artères, les autres vont se jeter dans le sinus longitudinal supérieur et dans le sinus coronaire, ce qui fait que la circulation des fosses nasales est liée en partie à celle de la cavité crânienne (Richet).

Les lymphathiques décrits principalement par Jarjavay, sont peu nombreux ; le réseau superficiel sur les cornets, dans les méats et sur la cloison, forme des troncs qui aboutissent à des ganglions situés sur les parties latérales du pharynx, au-dessus et en arrière de l'angle de la mâchoire.

Les nerfs sont de deux sortes : Les nerfs de la première paire ou nerfs de sensibilité spéciale servant à l'olfaction, les nerfs de sensibilité générale provenant des branches ophthalmiques et maxillaire supérieure du trijumeau et du glanglion sphéno-palatin ; l'on trouve en outre dans la muqueuse quelques filets sympathiques.

Physiologie : Aux fosses nasales sont dévolues deux fonctions distinctes : d'une part, elles attirent l'air qui doit servir à la respiration ; la muqueuse, sans cesse lubréfiée par le mucus que secrètent les glandes, abandonne à l'air inspiré une certaine quantité de vapeur d'eau ; l'air, à son passage dans les fosses nasales, au contact d'une muqueuse très chaude (chaleur qui tient à son riche réseau vasculaire) s'échauffe lui-même de façon à n'arriver aux poumons qu'à la température du corps. En second lieu, les fosses nasales servent à produire la résonnance de la voix, c'est à cela aussi que concourent les sinus qui leur sont annexés. D'autre part, elles sont le siège d'un sens spécial : l'olfaction.

La seule partie apte à être impressionnée par les odeurs est la partie supérieure des fosses nasales, la voûte et la moitié supérieure des parois externe et interne, ou, d'une façon plus précise, la partie supérieure de la cloison en dedans, les deux cornets supérieurs en dehors. C'est là seulement qu'existe la tache jaune, le *locus luteus*, la tache olfactive.

Beaucoup moins vasculaire que toute autre partie de la muqueuse, cette tache est revêtue d'un épithélium cylindrique, mais sur toute sa surface il y a absence totale de cils vibratiles. C'est à cet endroit précis que viennent s'épanouir les rameaux terminaux des nerfs olfactifs, rameaux très tenus et en quantité innombrable; ils viennent se terminer à la surface de la muqueuse en se mettant en communication avec l'extrémité profonde des cellules épithéliales. Pour Schultze, il y aurait deux sortes de cellules, les unes cellules épithéliales proprement dites, les autres cellules olfactives, organes spéciaux, fusiformes, c'est à eux qu'aboutiraient les ramifications nerveuses.

CHAPITRE IV

OZÈNE

I. *Historique*. — Depuis les temps les plus reculés de la médecine, depuis Celse et Galien, qui semblent avoir écrit les premiers sur ce sujet, on englobait sous le nom générique d'ozène toutes les affections du nez produisant de la fétidité de l'haleine. Aujourd'hui et grâce aux progrès réalisés par la rhinoscopie, on assigne avec raison à l'ozène une place à part dans le cadre nosologique sous le nom d'ozène simple, ozène vrai. — Des lésions anatomo-pathologiques distinctes et des signes différents caractérisent, spécialisent désormais les divers états morbides du nez et ont imposé à chacun leur autonomie. Il n'est pas jusqu'au symptôme odeur qui, jusqu'alors, cause principale de la confusion, ne présente de la dissemblance ; pour l'ozène, en effet, fétidité repoussante, spéciale, pénétrante, *sui generis ;* pour les rhinites ulcéreuses, par exemple, avec lesquelles on l'a si longtemps confondu, odeur plus ou moins accentuée de matières organiques en putréfaction. Un court résumé historique va montrer comment la question a été tour à tour envisagée, quelles vues théoriques et spéculatives elle a fait naître, quels sont, à côté des connaissances désormais acquises, les faits qui attendent encore leur démonstration scientifique.

En consultant les écrits des grands praticiens des temps passés, de Paul d'Egine, de Rhazès, Ambroise Paré, Fernel, Fabrice d'Acquapendente, Scultet, Vieussens, etc., on voit que l'unique préoccupation de ces maîtres, dans le traitement de cette maladie, était de déterger, de dessécher l'ulcère qui était pour eux la source indispensable de tout phénomène ozéneux ; cette cause, fut-elle invisible, n'était point mise en doute et devait alors et toujours se rencontrer dans les anfractuosités imperceptibles des cavités nasales. Ce n'est guère qu'à partir de Sauvages qu'on commence à distinguer l'ozène sans lésion, idiopathique, d'avec les divers ozènes dépendant d'altérations de la membrane muqueuse du nez ou des os et cartilages qui en constituent la charpente. Après lui, Franck, Pery et Laurent,[1] Lagneau,[2] Piorry, Monneret et

1. *In Dict. des sciences médicales, article ozène.*
2. *In Dict., en 30 volumes, art. ozène.*

Fleury,[1] Valleix, sont frappés aussi de l'absence parfois complète de manifestations ulcératives dans le cours de maladies du nez à odeur repoussante ; ils conservent bien la distinction établie par Sauvages, mais n'apportent aucun fait explicatif digne d'être noté.

Trousseau,[2] avec son grand sens pratique, donne une description clinique remarquable de l'ozène. Il conseillait, pour éviter de confondre la fétidité de l'haleine causée par quelques affections de la bouche, de la gorge ou de l'estomac, de faire respirer le malade alternativement par la bouche et par le nez, puis, convaincu de l'indépendance de cette affection, il assimilait son odeur repoussante à celle produite par les sueurs des pieds et des aisselles de certains individus et aux secrétions vaginales extraordinairement fétides ; il mettait cette particularité sur le compte d'un état constitutionnel spécial, idiosyncrasique, de la même façon qu'un eczéma de la vulve ou des pieds acquiert exceptionnellement une puanteur dégoûtante. Après Trousseau, on retrouve dans tous les auteurs classiques cette distinction d'un ozène symptomatique et d'un ozène constitutionnel. Vidal de Cassis, Cousin, Hardy et Behier, Jaccoud,

1. *In compendium de médecine pratique.*
2. *Clinique de l'Hôtel-Dieu et Gazette des Hôpitaux,* 1860.

Niemeyer, Desnos[1] reconnaissent, en effet, que
cette affection n'est pas toujours symptomatique et
qu'il y a bien des cas avérés où manquent toutes
les causes ordinaires des rhinites fétides : ulcérations, carie et nécroses des os, cancer, polypes,
corps étrangers, etc., et où la punaisie semble
former à elle seule toute la maladie. Comme on le
voit, l'autonomie de l'ozène était admise théori-
quement avant d'avoir reçu la consécration des
faits. Le perfectionnement des méthodes et moyens
d'investigation mis en usage, dans l'examen des
fosses nasales, devait bientôt ouvrir une ère
nouvelle dans l'histoire de cette maladie en permettant de constater des lésions anatomiques
constantes ignorées jusqu'à ce jour.

Ce sont les médecins allemands, Zaufal, de
Prague, Michel, de Cologne, Gottstein, de Breslau,
Hartmann, de Berlin, dont les travaux ont été
vulgarisés en France par Calmettes, Martin et
Terillon, qui, les premiers, ont décrit les altérations spéciales de l'ozène vrai. Ils ont montré que
cette infirmité s'accompagnait toujours d'une atrophie de la muqueuse des os et des cartilages et que
l'élargissement considérable des cavités, ainsi
produit, était un phénomène constant. Grâce à ces
découvertes anatomo-pathologiques, l'entité mor-

---

1. *Dict. de médecine et de chirurgie pratiques, art. ozène.*

bide de l'ozène était, dès lors, sous le nom de
rhinite atrophique, créée et admise par tous les
médecins, par les classiques : Follin et Duplay ; par
les rhinologistes : Morell-Mackenzie, Moure, de
Bordeaux, Baratoux, Brochin,[1] etc. Pourtant, la
nature, le processus et la physiologie pathologique
de cette maladie sont loin d'être connus et ont
engendré bien des controverses. Zaufal, dont les
idées ont eu en France un grand retentissement et
ont rencontré de nombreux partisans, pensait que
l'ozène était le résultat d'un arrêt de développement
et, pour lui, la fétidité de l'haleine était due au
séjour prolongé des sécrétions dans les fosses
nasales anormalement agrandies, et où elles subis-
saient, au milieu d'un air chaud et humide, une
décomposition putride rapide. Depuis, des découvertes importantes ont fortement battu en brèche
la théorie de Zaufal. C'est d'abord Lœvemberg qui
trouve et décrit un micro-organisme dans les
croûtes ozéneuses. C'est le professeur Cornil qui
ensemence et cultive dans de la gélatine le coccus
de Lœvemberg et qui reproduit ainsi l'odeur
repoussante de l'ozène. Ces données, on aurait pu
le croire, devaient éclairer le problème étiologique ;
mais on s'est demandé si le coccus était bien la
cause de la maladie, s'il n'était pas un produit

---

1. Brochin. *In Dict. encyclopédique des sciences médicales, art. oʒéne.*

surajouté ; en un mot on s'est dit qu'il pouvait bien produire la fétidité, mais non l'atrophie. Entre temps, Gottstein instituait un traitement protétique que nous décrirons en détail et qui donne les meilleurs résultats. Enfin, Luc[1] a décrit, sous le nom d'ozène trachéal, une complication de l'ozène vrai, grosse de conséquences au point de vue doctrinal et étiologique. Cet observateur a vu que la trachée pouvait être atteinte comme le nez et consécutivement à lui ; il a tiré de ce fait cette déduction qu'il n'y a pas un ozène, mais des ozènes, selon le lieu où la maladie se développe.

II. *Synonimie.* — Ozène vrai, ozène simple. Rhinite atrophique, rhinite atrophique fétide. Punaisie.

III. *Définition.* — L'ozène est une affection des cavités nasales amenant la retraction de tous les éléments : tissu conjonctif, glandes, vaisseaux, qui constituent la muqueuse pituitaire et provoquant consécutivement l'atrophie des cartilages et des os sous-jacents, affection ne s'accompagnant pas de lésions ulcératives, mais provoquant une sécrétion anormale qui, sous l'influence de causes encore inconnues ou tout au moins hypothétiques, a une grande tendance à se concréter sous forme de croûtes et à subir une décomposition extrêmement

---

1. Luc. *Ozène trachéal in archives de laryngologie et de rhinologie,* 15 février 1888.

rapide dégageant une odeur fétide caractéristique.

IV. *Etiologie, Pathogénie.* — A considérer la constance, l'uniformité des lésions et des symptômes de l'ozène, on est naturellement porté à admettre une cause unique présidant à l'évolution de la maladie, cette cause est encore aujourd'hui inconnue ; bien mieux, si on consulte les auteurs à ce sujet, on se heurte de toutes parts aux idées les plus contradictoires ; aux éléments étiologiques que l'on invoquait jadis s'en sont surajoutés d'autres qui, loin d'éclaircir cette étude, l'ont peut-être obscurcie.

La parité d'âge chez les ozéneux, leurs conditions de santé générale et hygiénique sont peut-être les seuls points acquis dans cet ordre d'idées. En général, en effet, ils n'ont pas dépassé l'âge de la puberté, les plus jeunes ont de 8 à 12 ans et si on rencontre des adultes qui soient atteints de cette infirmité, ils racontent tous que la maladie date de leur enfance. On a cru que les filles étaient plus souvent affectées que les garçons ; les statistiques sont à cet égard en complète opposition, tandis que les uns donnent un chiffre inférieur d'un tiers, en faveur de ces derniers; Martin, au contraire, assure que la maladie frappe indistinctement les deux sexes, et, ajoute-t-il, si l'on suppose que les filles sont plus souvent atteintes, cela tient à ce fait que plus soucieuses de leur mal, elles se présentent plutôt et de préférence à la consultation que les garçons dont la vie au grand air, l'habitude du tabac, les odeurs professionnelles qui les environnent, masquent la fétédité qu'ils exhalent et ne les forcent pas à recourir au traitement.

D'autre part, on découvre souvent chez les ozéneux la présence ou la préexistence d'états généraux graves ou dyscrasiques qui, s'ils n'occasionnent pas directement la maladie, créent des conditions d'opportunité et de réceptivité qu'ont constaté à peu près tous les médecins, ce sont : la scrofule, la syphilis, la chlorose, l'anémie, les suites de maladies graves. On a bien objecté que l'ozène pouvait s'observer chez des individus dont la santé est absolument florissante, en apparence du moins, mais la coïncidence presque constante de ces états peut vraisemblablement faire admettre qu'ils forment un terrain favorable à l'évolution de la maladie. On a invoqué encore comme pouvant favoriser son éclosion les conditions hygiéniques défectueuses, le séjour dans les habitations insalubres, à air confiné, la mauvaise alimentation, la malpropreté, etc.

On comprend que ces causes banales et que l'on considère comme prédisposantes à presque toutes les affections n'aient pas satisfait l'esprit des auteurs, aussi ont-ils cherché ailleurs l'explication d'un processus morbide si caractéristique. Mais avant de rappeler les théories pathogéniques qui ont été émises, disons tout de suite que la rhinite atrophique n'est pas contagieuse, ni héréditaire, au sens propre du mot. Elle n'est pas contagieuse, car on n'a jamais observé la transmission de la maladie d'un individu à un autre. On cite des nourrices ozéneuses vivant dans une famille des années durant, sans que les enfants confiés à leurs soins soient le moins du monde affectés. Elle n'est pas héréditaire non plus, bien qu'on ait vu des frères et des sœurs être atteints simultanément ; tout au plus peut-on, dans ce cas, invoquer la similitude de vie, d'hygiène, les mêmes dispositions constitutionnelles ou les mêmes malformations prédisposantes héréditaires.

Brugen, Gottstein, Fraënckel, Schœffer, sous l'influence de quelques faits d'observation, ont donné une pathogénie de l'ozène qui ne répond pas évidemment à la majorité des cas, mais qu'il est nécessaire de mentionner. Pour ces auteurs, la rhinite atrophique serait le stade terminal de la rhinite hypertrophique, de ce coryza des strumeux caractérisé cliniquement par la pâleur, la mollesse de la muqueuse avec sécrétions muco-purulentes abondantes et anatomiquement par l'hyperplasie de tous les éléments : tissu conjonctif, glandes et vaisseaux. A la longue, un travail regressif, cirrothique, se produirait, qui amènerait non-seulement comme volume la *restitutio ad integrum*, mais aboutirait à l'état recocquevillé de la muqueuse et des os, état si caractéristique de l'ozène vrai. Outre que les faits, qui ont présenté une semblable évolution, soient rares, il faudrait avant de généraliser connaître la raison de cette terminaison exceptionnelle. Ne peut-on dire, au contraire, que la cause encore inexactement connue de l'ozène, est venue se greffer sur le travail évolutif de l'hyperplasie et la primant, lui a communiqué ses caractères propres, ou bien encore que la rhinite hypertrophique offre surtout un terrain favorable au développement de l'ozène simple.

D'autres auteurs, répudiant tout phénomène d'ordre vital et inflammatoire, pensent que les malformations de la charpente du nez suffisent pour expliquer la maladie : l'étroitesse des méats ou leur élargissement, la perforation ou la déviation de la cloison, les saillies osseuses ou cartilagineuses, les nez ensellés, c'est-à-dire lorsque les os propres ont subi un renfoncement au-dessous du frontal et que l'arête habituelle a disparu pour faire place à une dépression plus ou moins accentuée, des ouvertures externes trop étroites pour des fosses nasales trop vastes, en un mot, toutes fois que la circulation de l'air subissant une entrave, les mucosités ne seront plus rejetées au dehors et y séjourneront. Zaufal admet aussi une cause purement mécanique. L'ozène est dû, d'après ce médecin allemand, à l'arrêt de développement des os intérieurs du nez qui, restant stationnaires alors que la charpente osseuse continue à s'accroître, vont produire un élargissement considérable de la cavité nasale où les sécrétions vont séjourner, se décomposer, et finalement exhaler l'odeur caractéristique. Cette théorie puise sa force dans la corrélation qui existe, en général, entre le jeune âge et les arrêts de développement, dans la co-existence d'autres malformations comme l'absence d'amygdales, ou leur extrême réduction, l'étroitesse des sinus sphénoïdaux et ethmoïdaux, enfin l'élargissement considérable du pharynx, dont les éléments folliculaires manquent. Zaufal rattachait toutes ces malformations au même arrêt de développement qui frappait toute la région.

Quand Lœvemberg découvrit la présence dans les sécrétions nasales du coccus, qui porte son nom, quand il en eût donné sa description, on crut généralement que ce micro-organisme était, comme par exemple l'oïdium albicans pour le muguet, la cause directe des désordres observés pendant la vie et à l'autopsie, mais malgré que de nouvelles recherches aient confirmé l'existence constante du coccus de Lœvemberg, malgré les cultures qui ont toujours fourni l'odeur caractéristique de l'ozène, on a objecté que ce micro-organisme pouvait être aussi bien l'effet que la cause de la maladie, qu'il pouvait bien être qu'un élément de la décomposition croûteuse, qu'il pouvait bien fournir à l'affection un de ses principaux caractères, mais que rien n'autorisait à admettre son rôle pathogénique. Luc, en faisant connaître que la trachée pouvait être atteinte au même titre que le nez, et secondairement à lui, a établi une grande présomption en faveur de la nature microbienne de l'affection.

En résumé, l'étiologie de l'ozène est encore inconnue. Aussi dans l'intérêt des malades et à l'exemple de Moure, de Bordeaux, vaut-il mieux garder un sage éclectisme et reconnaître provisoirement que l'inflammation de la muqueuse, la stagnation des croûtes, le coccus de Lœvemberg et un état général mauvais apportent leur contingent de causes pour constituer la maladie.

V. *Anatomie pathologique et Physiologie pathologique.* — Les autopsies d'ozéneux sont généralement rares, toutefois quelques auteurs ont eu l'occasion d'en pratiquer, voici les résultats qu'elles ont fourni : microscopiquement, les fosses nasales présentent l'aspect qu'on observe sur le vivant par l'examen rhinoscopique ; elles sont démésurément agrandies, les proéminences et les anfractuosités si caractéristiques de l'état normal, n'existent plus, elles ont la forme d'un antre. Le cornet inférieur, le plus saillant et le plus important, est réduit aux dimensions restreintes d'un mince bourrelet antéro-postérieur, qui est même si peu prononcé, dans certains cas, que le méat moyen et l'inférieur semblent n'en plus former qu'un seul. La muqueuse si vascularisée normalement, si richement pourvue de glandes, qu'elle contribue par son épaisseur à donner plus d'ampleur aux os sous-jacents, apparaît comme plaquée sur le squelette, elle est mince, claire et tapissée de croûtes ; les croûtes sont plus ou moins épaisses, très adhérentes, de couleur foncée, exhalant une odeur infecte, repoussante ; ce sont dans les parties supérieures du nez où on les rencontre avec leurs caractères les plus tranchés. Elles se moulent exactement sur les parties sous-jacentes et en gardent l'empreinte après leur arrachement. On peut en trouver dans le pharynx et dans la trachée, mais partout elles conservent la même physionomie. Les parties accessoires du nez, c'est-à-dire les sinus sphénoïdaux, ethmoïdaux, les sinus maxillaires ont toujours été trouvés indemnes.

Avant les autopsies, on supposait, pour expliquer la grande quantité des sécrétions, on supposait que toutes ces parties devaient être affectées par la maladie, on ne pouvait croire que la muqueuse pituitaire, put, à elle seule, sécréter autant et si vite. Depuis, on a pu suivre sur le vivant ce travail sécrétoire et sa transformation en masses concrètes, depuis les petits îlots grisâtres, jusqu'au revête-

ment complet de la muqueuse par les croûtes.
Enfin, pour être complet, disons que jamais on a
vu de solutions de continuité, jamais d'ulcérations.
L'examen *post mortem* confirmait non-seulement
l'examen rhinoscopique, mais encore les prévisions
des auteurs.

A l'examen microscopique, la muqueuse se
montre munie de nombreuses papilles ressemblant
à des villosités, ce qui lui donne un aspect grenu.
L'épithélium stratifié n'est conservé qu'en quelques
points, la couche sous-épithéliale est composée de
cellules rondes et fusiformes en voie de dégénérescence granulo-graisseuse, entre elles on voit une
substance fibrillaire comprenant dans ses mailles
des granulations graisseuses. Le tout supporté par
une couche dense de tissu conjonctif complètement
organisé. Les artères et les veines ont leurs
tuniques sclérosées et leur lumière considérablement diminuée de volume. Les glandes, si nombreuses à l'état normal, qu'elles contribuent à
donner aux fosses nasales leur physionomie particulière, ont presque complètement disparu, on en
voit à peine trace, et encore, celles qui restent
subissent un travail de dégénérescence graisseuse
manifeste. L'os sous-jacent est réduit à l'état de
mince lamelle. On observe un grand nombre de
lacunes et d'ostéoclastes. En résumé, il existe une
atrophie des parties molles comme des parties

dures et dans les croûtes un micro-organisme connu sous le nom de coccus de Lœvemberg.

VI. *Physiologie pathologique*. — Plusieurs théories ont été émises pour expliquer l'odeur fétide qu'exhalent les ozéneux. Krause, qui avait été frappé de la quantité considérable des granulations graisseuses qui infiltraient le tissu sous-épithélial, et qui venaient sourdre sous forme de gouttelettes à la surface de la muqueuse, admit, renouvelant ainsi les idées de Chevreul sur la transformation des acides gras, admit, disons-nous, que l'odeur était la conséquence des acides butyriques de nouvelle formation, absolument comme les sueurs fétides des pieds et des aisselles.

Zaufal, de Prague, a fourni une théorie en rapport avec la nature étiologique qu'il se faisait de l'affection. Nous avons vu, en effet, que, pour cet auteur, l'ozène est le résultat d'un arrêt de développement des parties constituantes et intrinsèques du nez. L'explication qu'il donne de l'odeur est ingénieuse; voici ce qui se passerait : normalement, l'expiration (le second temps de la respiration) amène les sécrétions de la muqueuse pituitaire à l'entrée des fosses nasales, où elles provoquent le besoin de se moucher. Pour arriver à ce résultat, le courant d'air doit posséder une certaine intensité. C'est le cornet inférieur qui, par sa présence et sa forme, le lui procure, c'est le cornet inférieur qui lui permet

d'exercer une espèce de raclage sur sa muqueuse de
revêtement et partant de balayer les sécrétions qui
y adhèrent. Supposons l'agrandissement de la
cavité, supposons que le contenu ne soit plus en
rapport avec le contenant, que le nez soit devenu
un véritable antre, comme cela existe dans l'ozène,
l'air respiré perd ses propriétés de vitesse et de
force nécessaires pour entraîner au dehors les
sécrétions nasales. Celles-ci, ainsi immobilisées, se
dessèchent à la surface de la muqueuse, s'accumulent en forme de lamelles et de bouchons et se
décomposent au sein d'un air chaud et humide.
C'est de là que proviendrait la mauvaise odeur qui
persiste tant que les croûtes n'ont pas été expulsées.

Une troisième théorie est basée sur la présence
de parasites dans les sécrétions ozéneuses. Ziem
attribuait déjà la décomposition des mucosités à un
ferment. Tout catarrhe nasal, disait-il, dans lequel
s'introduit ce ferment, devient un ozène. Bientôt
après, Lœvemberg découvrit le micro-organisme
qui porte son nom. La présence constante dans les
sécrétions de ce coccus, sa culture dans de la
gélatine, qui a toujours fourni l'odeur caractéristique de l'ozène, donnent les plus grandes pré-
somptions de son action et de son rôle, elles
établissent peut-être sa participation à l'étiologie de
la maladie, en tout cas, elles démontrent qu'il
préside à la génèse du symptôme odeur.

VII. *Symptômes.* — Les malades atteints d'ozène seraient longtemps sans se douter de leur affection, si leur entourage, pour qui ils sont un objet de répulsion, n'attirait leur attention et ne les forçait à demander conseil. En effet, sauf un peu de chatouillement et quelquefois un peu d'irritations dans le nez qui les obligent à se gratter, sauf de la gêne de la respiration qui se manifeste par une plus grande fréquence des mouvements respiratoires et qui est causée par l'obstruction que provoquent les sécrétions concrétées, leur santé générale n'est nullement atteinte au début, l'odeur qu'ils exhalent, quelque pénétrante qu'elle soit, n'a aucune prise sur eux ; ils ne la perçoivent pas, l'odorat est ou diminué ou complètement disparu. La stagnation des croûtes sur la membrane de Schneider explique facilement l'obnubilation des nerfs olfactifs ; peut-être qu'à la longue ceux-ci subissent dans leurs filets terminaux une dégénérescence qui rend définitive l'abolition de la fonction. Ce n'est que plus tard, quand l'affection a pris de l'extension, quand se montrent des céphalalgies frontales obtuses et persévérantes, lorsqu'il existe de l'inaptitude au travail, de la tristesse, quand le malade a conscience de la dureté de son ouïe, quand il rend en se mouchant, au prix de grands efforts, tantôt en râclant son pharynx supérieur par de violentes inspirations, tantôt en respirant un peu d'eau, des nombreuses croûtes épaisses, verdâtres, contournées de diverses façons et souvent striées de sang. Quand son sommeil est interrompu, qu'il est pris de nausées et même de vomissements, qu'enfin son état général s'altère, qu'il maigrit, qu'on a occasion de l'observer. Le plus fréquemment, c'est un malade de 12 à 18 ans à aspect strumeux, lèvres épaisses, joues bouffies, à nez camard et ensellé, à figure triste, exhalant une odeur repoussante et si caractéristique, qu'elle suffit au médecin qui l'a perçue une fois pour le conduire à pratiquer immédiatement l'examen rhinoscopique. Il constate alors l'étendue considérable des fosses nasales, il peut facilement voir la cloison dans toute son étendue, ainsi que le plancher ; le pharynx très élargi, probablement par l'atrophie de ses éléments folliculaires, est facilement perceptible. Toutes ces parties sont recouvertes de croûtes très adhérentes. Le cornet inférieur, réduit à l'état de moignon, laisse voir l'orifice pharyngien de la trompe d'Eustache avec son pavillon faisant saillie. Souvent aussi il est permis de voir les sinus frontaux et le canal nasal. Le cornet moyen est aussi parfois atrophié. S'il débarrasse le nez, par des irrigations d'eau, des croûtes qui le recouvre et s'il reçoit celles-ci dans un bassin, il est étonné de leur nombre et de leur volume, de l'odeur qu'elles exhalent, et enfin de la variété de forme qu'elles affectent. Cette toilette

des cavités nasales faite, celles-ci ne sont plus
odorantes, la muqueuse apparaît rouge, comme
villeuse, mais nulle part on ne trouve d'ulcérations.

Tels sont les signes ordinaires de l'ozène, mais
quelques complications sont possibles. La plus
remarquable, à coup sûr, est celle que Luc a décrit
en février 1888, dans les archives de laryngologie
et de rhinologie, sous le nom d'ozène trachéal. Bien
que Fraënckel, de Berlin, semble être le premier
qui ait vu cette coïncidence d'altérations similaires
dans la trachée et dans le nez au cours d'un ozène,
c'est à notre compatriote que revient le mérite
d'avoir décrit, dans ses détails, cette complication.
Elle ne semble pas très rare (en six semaines, Luc en
a observé trois cas, et avant lui on ne la recherchait
pas, puisqu'on ignorait que l'ozène pouvait exister
dans la trachée). Pour cet auteur, l'ozène trachéal
est sous la dépendance originelle du nez, mais une
fois implanté, il a une vie propre et indépendante,
c'est-à-dire que malgré la guérison de la maladie
qui lui a donné naissance, il peut persister avec
l'odeur ozéneuse qu'il produit. Son développement
tient-il à la chute de mucosités venant du nez ou
des germes entraînés par l'air lors de son passage?
La trachée possède-t-elle une disposition inflammatoire propre à recevoir ces germes? Ces suppo-
sitions sont très vraisemblables. Le larynx a
toujours été trouvé indemne. Luc l'explique par

ce fait que, doué d'une sensibilité exquise, il rejette les corps étrangers, mucosités, ferments, etc., par efforts de toux, alors que l'acte de la phonation les empêche aussi de s'y fixer. L'expectoration que l'on observe le matin, au lever, comme pour les bronchites fétides, est absolument analogue comme odeur, comme consistance et comme coloration, aux produits de la sécrétion nasale. Avec le laryngoscope, on peut voir la trachée recouverte en son entier ou par place des mêmes croûtes que celles qu'on observe dans l'ozène vrai. Microscopiquement, on y rencontre les mêmes micro-organismes. Au point de vue de la nature, c'est bien la même maladie, mais avec une localisation différente.

Une autre complication, c'est la présence d'otites scléreuses ou suppurées entraînant la surdité double ou unilatérale. On a noté aussi l'épiphora. Enfin, un mauvais état général est souvent la résultante de l'ozène ; la répulsion dont les malades sont l'objet, leur isolement, entraînent la tristesse et l'hypochondrie auxquelles s'ajoutent bientôt un catarrhe rebelle de l'estomac dû à l'absorption des matières putrides avalées et caractérisé par les nausées et vomissements dont nous avons parlé.

VIII. *Diagnostic.* — Le diagnostic de l'ozène vrai ne saurait être confondu avec les autres maladies du nez qui produisent de la mauvaise odeur. Les rhinites ulcéreuses, les corps étrangers,

les névroses, le cancer, les tubercules, peuvent
s'accompagner de fétidité, mais cette fétidité ne
sera jamais comparable à celle de l'ozène. En
outre, l'exploration avec un stylet, en montrant la
muqueuse amincie et laissant sentir facilement l'os
immédiatement au-dessous, sans l'intermédiaire du
coussin sous-muqueux qui le recouvre ordinairement, l'examen rhinoscopique, en établissant l'état
des fosses nasales tel que nous l'avons décrit,
lèveront les doutes. Il est important de rechercher
l'ozène trachéal et de la différencier de l'ozène vrai.
Le traitement, en effet, le plus rationnel et le
mieux compris, restera infructueux tant qu'on
n'agira pas en même temps sur l'affection sura-
joutée. Pour reconnaître l'ozène trachéal, on a
des signes de probabilité et de certitude ; aux
premiers se rapporte la persistance de la mauvaise
haleine, malgré le déblayage et le nettoyage des
fosses nasales, et alors que la respiration s'opère
uniquement par la bouche. Pour posséder les
seconds, on pratique l'examen trachéoscopique.

IX. *Pronostic.* — Avec des lésions aussi accusées,
on s'explique facilement que le pronostic soit grave.
La guérison est difficile à obtenir, mais non impossible. Grâce à des soins continus, grâce au traitement actuellement mis en usage, on arrive à enlever
aux malades l'odeur qu'ils exhalent et à leur
procurer une vie supportable. Si on ne parvient

pas à rétablir l'intégrité complète des fosses
nasales, du moins on peut modifier la muqueuse,
croyons-nous, de telle façon qu'elle perde sa faculté
de sécréter et d'émettre des croûtes nauséabondes,
c'est aussi l'opinion de Chatellier et de Noquet
entre autres, opinion qu'ils ont manifestée en
avril 1888, à la Société française d'otologie et de
laryngologie, en tout cas, on peut ainsi, bénéficiant
des progrès de l'âge, gagner cette époque de la vie
qui, au dire des auteurs, atténue et fait même
disparaître la maladie.

X. *Traitement.* — Nous ne mentionnerons pas
toutes les médications mises en usage contre l'ozène,
leur multiplicité a été jusqu'à ce jour subordonnée
à leur impuissance. Aujourd'hui le traitement fondé
sur les données anatomo-pathologiques nouvelles
est seul employé ; plutôt palliatif, si l'on veut, que
curatif, les résultats qu'il donne ne sont pas, en
tout cas, comparables à ce qu'on obtenait naguère.
Disons en quelques mots comment et dans quel
esprit cette médication a été conçue. Zaufal, de
Prague, pénétré des idées pathogéniques que nous
avons rapportées plus haut, pensa qu'il fallait
remédier à la conformation vicieuse du nez qui
était, pour lui, la seule raison d'être de l'affection ;
aussi, avait-il pensé à employer un moyen protétique, lorsque Gottstein imagina de placer un
tampon de ouate dans chaque cavité dilatée. Ce

procédé, dans l'esprit de son auteur, devait, en tant que corps étranger, provoquer une inflammation et des sécrétions qui devaient se substituer à l'inflammation et sécrétions morbides préexistantes. L'idée de Gottstein donna de bons résultats pratiques, bien que sa théorie fut en défaut, il avait atteint le but que poursuivait Zaufal.

L'indication première du traitement est de chasser les croûtes et mucosités qui occupent les fosses nasales et qui sont causes de la fétédité. On obtient ce résultat à l'aide de lotions, de douches, d'irrigations ou de pulvérisations, on emploie le plus ordinairement les irrigations nasales. C'est à l'aide du siphon de Weber ou de la seringue anglaise que l'on pratique ce lavage, deux litres de liquide sont au moins nécessaires pour nettoyer complètement les surfaces atteintes. Certaines parties échappent à l'action du courant d'eau, telles sont par exemple la voûte pharyngienne et la partie supérieure des fosses nasales, il faut alors avoir recours au lavage pratique, par la bouche, ou se servir du stylet. Le liquide employé doit être tiède ou frais, l'eau pure attaquant l'épithélium nasal, on doit ajouter, par exemple, une cuillerée de sel de cuisine par litre d'eau, le plus souvent on se sert de solutions médicamenteuses : astringentes, caustiques, antiseptiques, etc. On a employé le chlorate de potasse, une ou deux cuillerées à bouche pour un litre d'eau,

le permanganate de potasse, dix à vingt centigram-
mes pour un litre. Au début du traitement les
irrigations doivent être effectuées trois fois par
jour et continuées jusqu'à disparition complète de
toute odeur, petit à petit on arrive à faire une
injection qu'une fois toutes les 24 heures. Le
premier lavage sera nécessairement plus long et
plus méticuleux, les subséquents seront facilités par
la moins grande quantité de mucosités à expulser.

Cette toilette faite, on place dans chaque fosse
nasale un tampon de ouate gros comme la moitié
du petit doigt et long de 5 à 6 centimètres. Une
pince à dissection sert à placer le tampon et à le
refouler aussi haut que possible, en le dirigeant
dans le sens de la partie externe de l'œil correspondant, de façon qu'un passage, pour l'air nécessaire
à la respiration, soit établi. On est assuré qu'il est
bien placé, lorsqu'il ne s'échappe pas sous la
poussée de fortes expirations. Ce tampon pourrait
être expulsé spontanément au bout de deux ou trois
jours, alors qu'il est chargé de mucosités, mais il
vaut mieux le changer tous les jours et le remplacer
après une irrigation nasale préalable.

Tel est le traitement employé aujourd'hui presque
universellement par les rhinologistes; s'il ne procure
pas la guérison, il a cet incontestable avantage de
supprimer la mauvaise odeur.

Quand l'ozène nasal se complique d'ozène trachéal, Luc conseille les inhalations de vapeur d'eau bouillante, les croûtes sont, à la suite, rejetées par efforts de toux, puis il pratique des insufflations de poudre médicamenteuse, d'iodoforme, etc., il ordonne des balsamiques à l'intérieur et se sert de pulvérisations produites au moyen d'un liquide astringent ou légèrement caustique.

Traitement sulfureux. — Depuis longtemps on emploie les eaux sulfureuses contre l'ozène, mais si on consulte les auteurs spéciaux : G. Astrée, E. Lambron, etc., on trouve bien cette maladie mentionnée comme justiciable des eaux sulfurées, il en est de même dans les livres classiques ; dans le dictionnaire encyclopédique, sous la signature de Brochin, on trouve leur indication ; dans une communication à la Société française d'otologie et de laryngologie, Vacher dit qu'il les emploie avec avantage ; mais malgré nos recherches nous n'avons pu découvrir une étude détaillée sur ce sujet.

Le traitement sulfureux est général et local. Le premier, dont l'importance n'a pas échappé aux médecins et sur lequel Moure, de Bordeaux, par exemple, insiste particulièrement, consiste comme toujours, lorsqu'il s'agit de modifier un organisme affaibli, de le remonter, comme disait Bordeu, en boisson, douches générales, bains d'eau minérale, en promenades au grand air, en une bonne

alimentation. On se souviendra aussi que les
ozèneux sont facilement portés à l'hypochondrie,
on devra donc leur conseiller quelques distractions
et on agira autant que possible sur leur moral.

Mettre l'eau minérale sous toutes ses formes en
contact le plus possible avec les surfaces malades,
constitue le traitement local. Les bains de nez, les
irrigations, la douche, le humage donnent satisfac-
tion à cette indication. Il est nécessaire tout d'abord
de nettoyer les fosses nasales ; un humage par le
nez durant quelques minutes, en ramollissant les
croûtes, et ensuite une irrigation nasale, en les
rejetant au dehors, procurent ce résultat. Voici
les règles qui doivent présider à une bonne irrigation : le récipient d'eau doit être assez peu
élevé pour que la main du malade l'atteigne
facilement, autrement la pression du liquide devenant trop grande, il se pourrait que celui-ci péné-
trât par la trompe dans la caisse du tympan, d'où
des otites suppurées possibles. Si les fosses nasales
sont inégalement perméables, c'est par la cavité
la plus large, la plus spacieuse, que l'irrigation
doit être pratiquée. Le trajet du liquide doit
être dirigé parallèlement au plancher du nez,
afin qu'il ne pénètre dans les sinus frontaux.
Durant l'irrigation, le malade inclinera la tête du
côté opposé pour favoriser la sortie du liquide et
aussi pour lui permettre de baigner une plus

grande surface des parties malades. Nous avons
dit qu'on se servait le plus souvent, pour les
irrigations, de l'eau de la source du Pré n° 1 ; il
est bon, croyons-nous, de laisser un peu refroidir
cette eau, dont le degré de température est trop
élevé pour ce genre d'emploi. Les fosses nasales
supportent mal la chaleur. Un humage d'une
durée de 10 minutes et une irrigation avec deux
ou trois litres d'eau minérale suffisent pour obtenir un nettoyage complet, et durant toute la cure,
les croûtes ne doivent plus se reformer grâce au
tampon de ouate que le médecin ou le malade, s'il
en a l'habitude, place à demeure comme nous
l'avons indiqué, jusqu'au prochain traitement.

Les jours suivants, nous conseillons une douche
nasale modérée, pour commencer, comme intensité
du courant d'eau et comme durée : 6, 7 et 8
minutes. A la suite, ou quelques jours après, on
fait suivre la douche d'un humage par le nez, de
façon que les surfaces comme le troisième étage,
c'est-à-dire le méat supérieur et les parties sus-
jacentes que la pulvérisation ne peut atteindre,
subissent le contact des éléments minéralisateurs.

Les ozèneux, en observant les règles précitées,
supportent mieux ce traitement que les malades
atteints de coryzas chroniques ou d'ulcères des
fosses nasales. Cela tient sans doute à ce que les
poussées inflammatoires se font moins sentir dans

leurs cavités élargies. Notre habitude d'ailleurs est de commencer par de courtes séances pour augmenter petit à petit leur durée. Si l'on pratique quelque temps après, quinze jours par exemple après le début du traitement, l'examen rhinoscopique, on voit que la muqueuse, qui était rouge villeuse, est devenue rosée, qu'elle ne présente plus les plaques saignantes qu'on trouvait après le rejet des croûtes et a leur place. La fétidité a disparu et le malade peut rester quelques jours sans son tampon de ouate. Il y a une incontestable amélioration.

C'est par l'aspiration plusieurs fois répétée dans la journée de vapeurs sulfureuses qu'on traitera l'ozène trachéal s'il existe. L'amélioration survenue dans le nez, devra, très vraisemblablement, avoir un retentissement de même genre dans la trachée, puisque l'affection de cette dernière dérive de l'ozène proprement dit.

Ce serait le moment de parler de l'influence de l'hydrogène sulfuré sur les micro-organismes pathogènes, et particulièrement sur le microbe de l'ozène. Nous avons dit, dans une autre partie de ce travail, les vertus anti-microbiennes de cet agent. Dans le cas spécial, nous ne pouvons que conjecturer son action et admettre, comme très vraisemblable, son rôle destructeur, bien que nous n'ayons malheureusement pas devers nous aucune expérience en fournissant la preuve.

CHAPITRE .V

CORYZA CHRONIQUE

Définition : Nous comprenons, sous le nom de
coryza chronique, une affection de la membrane
muqueuse pituitaire, caractérisée par une inflammation à marche essentiellement lente, chronique
et persistante, pouvant provoquer un épaississement considérable de la muqueuse, ou au contraire
un état de sécheresse remarquable, caractérisée
encore par les troubles fonctionnels suivants :
augmentation ou diminution des sécrétions, altération des produits sécrétés, gêne de la respiration,
obnubilation ou perte de l'odorat.

Nous ne comprenons donc, sous ce titre de coryza
chronique simple, que ce que l'on a appelé coryza
antérieur, coryza limité aux fosses nasales, laissant
de côté dans cette description tout ce qui a trait à
l'inflammation du pharynx nasal, inflammation à
laquelle on a donné quelquefois le nom de coryza
postérieur.

Étiologie : Le coryza chronique, affection très commune, peut s'observer à tous les âges ; mais il se rencontre de préférence chez les enfants, ce qui tient à plusieurs causes : d'abord, l'étroitesse congénitale des fosses nasales, en s'opposant à la libre circulation de l'air dans leur intérieur, prédispose à cette inflammation (Duplay) ; cette cause ne semble pas fréquente et c'est principalement sur le compte des grandes diathèses qu'il faut rejeter la fréquence du coryza chez l'enfant. La syphilis, la syphilis congénitale (Trousseau et Lassègue), l'arthritisme, l'herpétisme, mais surtout le lymphatisme et la scrofule ; telles sont les grandes causes du coryza chronique de l'enfance et de l'adolescence, cependant il ne faut pas nier l'influence des diathèses constitutionnelles chez des personnes plus âgées. Dans ce cas, et le plus fréquemment, le coryza chronique ne survient pas d'emblée, il ne s'établit que lentement, à la suite de nombreuses atteintes du coryza aigu entre lesquelles il y a rémission ; mais la muqueuse a pris l'habitude d'être enflammée, entre les poussées successives d'inflammation aiguë elle ne revient plus à l'état normal et l'état chronique est constitué.

A côté de ces causes fondamentales, il existe une série de causes locales telles que le gonflement de la muqueuse, la déviation de la cloison, les tumeurs adénoïdes de l'enfance, causes agissant par stase sanguine et insuffisance du courant d'air inspiré. Des traumatismes et des lésions de voisinage, surtout les affections des nombreux sinus qui viennent s'ouvrir dans les fosses nasales, peuvent amener l'inflammation chronique de la muqueuse. Il en est de même de la respiration de substances irritantes ou de l'usage de certains médicaments, tels que l'iode, les iodures, les bromures. Le travail incessant au milieu de certaines vapeurs ou de poussières, qui agissent comme les substances irritantes, le provoque souvent ; c'est là une cause bien connue chez les menuisiers, les tailleurs de pierre. Enfin, nous devons faire remarquer aussi que les fumeurs, les priseurs, les alcooliques, sont prédisposés au coryza chronique.

Symptômes : Le coryza chronique peut envahir l'une ou l'autre des fosses nasales, séparément ou les deux à la fois ; il affecte deux formes principales, la forme humide et la forme sèche.

Le coryza humide est plus fréquent chez les enfants et les adolescents. Il se traduit, outre les troubles dont nous parlerons tout-à-l'heure, et qui sont communs aux deux formes, par une hyper-sécrétion de la muqueuse. Le liquide plus ou moins abondant s'écoule par les narines avec les aspects les plus divers : tantôt clair comme de l'eau

de roche, il vient en telle abondance que plusieurs
mouchoirs sont mouillés dans une même journée ;
d'autres fois opaque, blanchâtre ou strié de sang,
fait peu fréquent ; d'autres fois encore, verdâtre,
puriforme et exhalant une odeur fade.

Au lieu de s'écouler au dehors, le liquide peut
se dessécher et se présenter sous forme de croûtes
plus ou moins dures obstruant les narines. Ces
croûtes, ordinairement jaunâtres ou brunâtres, se
détachent facilement ou adhèrent fortement à la
muqueuse et ne sont enlevées qu'avec un certain
effort, elles laissent souvent au-dessous d'elles une
petite érosion et leur arrachement est accompagné
d'un peu de liquide sanguinolent. Hâtons-nous de
dire que c'est à la manœuvre que l'on emploie pour
détacher les croûtes qu'est dû et l'écoulement
sanguin et l'érosion dont le siège est d'ordinaire
sur la cloison, car la croûte déterminant un certain
degré de gêne et de réplétion, le malade introduit
la pulpe du doigt dans la narine et va enlever
l'obstacle en grattant la muqueuse avec l'ongle.

Cette hypersécrétion des glandules pituitaires est
loin d'avoir toujours l'abondance que nous avons
signalée, et souvent, au contraire, il y a dans les
fosses nasales un sentiment de sécheresse fort
pénible, la muqueuse n'est plus entretenue dans
un état d'humidité suffisante, elle semble se rétrac-
ter et n'est plus couverte que de quelques petites

croûtes acquérant une dureté parfois considérable et pouvant même arriver à former de véritables
rhinolithes ; c'est là la forme que l'on a appelée
sèche.

Dans l'une et l'autre forme, il y a gêne de la
respiration forçant le malade à ne respirer que la
bouche ouverte, surtout la nuit, pendant laquelle
les produits sécrétés s'accumulent et finissent par
encombrer les fosses nasales, de sorte que, le
matin, les narines sont complètement fermées à
l'air, la respiration n'a plus lieu que par la bouche,
qui est sèche et pâteuse. En plus, le sommeil est
accompagné de ronflement. La gêne de la respiration, pendant l'état de veille, n'est pas considérable,
l'air passant encore en partie dans les fosses
nasales ; mais, comme celles-ci ne sont plus largement ouvertes, la voix prend le timbre nasonné.
Il y a toujours un certain degré d'enchifrènement et
souvent de larmoiement.

Le coryza chronique est fréquemment accompagné de maux de tête, quelquefois tenaces et
insupportables, c'est une céphalalgie frontale avec
sensation de pesanteur et d'encombrement au
niveau des sinus frontaux ; le degré de cette
céphalalgie varie avec l'intensité du coryza.

L'haleine n'est pas en général viciée, et, si elle
peut acquérir une certaine fétidité, c'est plutôt une
odeur fade, qui est loin de ressembler à l'odeur

repoussante et particulière que l'on observe dans l'ozène.

Chez les personnes âgées, le coryza chronique se traduit souvent par un symptôme insignifiant, il y a simplement sécrétion exagérée, aucun des troubles que nous avons signalés n'apparaît ; mais, il y a toujours, au bout du nez, une goutte d'un liquide limpide, c'est la *goutte au nez*.

Il est évident que l'altération des sécrétions amènera, à des degrés variables, soit la diminution, soit la perte totale de l'odorat. Dans le coryza chronique, l'odorat est toujours moins subtil, et, pour impressionner la muqueuse, l'on est obligé d'inspirer fortement et à plusieurs reprises, pour percevoir une odeur qu'une muqueuse saine eût perçue à une assez grande distance. Quand le coryza est invétéré, la muqueuse n'est plus impressionnée, non-seulement par les odeurs, mais même encore par les substances les plus fétides, il y a perte absolument complète de l'odorat, et le malade mange les choses les plus diverses sans avoir à leur distinguer un goût différent.

Marche : Soit qu'il survienne d'emblée ou à la suite d'une série d'attaques de coryza aigu, le coryza chronique a une marche essentiellement lente et sa durée est fort longue. Les irrégularités de marche son dues à des influences extérieures, surtout aux changements de temps et de saison, à l'état hygrométrique de l'air ; ou bien il y a des recrudescences et pour un temps plus ou moins long la forme chronique prend un caractère aigu ou subaigü.

La marche ordinaire de cette affection n'est pas continue et croissante, elle procède par exacerbations et rémissions avec accès de temps en temps. Sans tendance naturelle à la guérison spontanée, le coryza chronique peut rester des années sans changements ; mais au bout d'un certain temps, la muqueuse est atteinte dans ses forces vitales, elle s'épaissit et cet épaississement de la pituitaire donne lieu à une forme particulière dont nous devons dire ici quelques mots ; il s'est même trouvé certains auteurs qui ont prétendu que l'affection avait trois stades et que s'il y a coryza chronique au début, bientôt on en arrive à l'épaississement de la pituitaire pour finir par l'atrophie de cette muqueuse, c'est-à-dire, ozène. Quoi qu'il en soit, l'hypertrophie de la pituitaire est partiel ou total, la membrane est rouge, épaissie, très vasculaire, le système glandulaire est très développé ; aucun symptôme nouveau ne vient s'ajouter à ceux du coryza chronique, si ce n'est des épistaxis répétées ; on confond souvent cette hypertrophie avec des polypes muqueux ou avec une déviation de la cloison.

Pronostic : Le coryza chronique ne présente pas

de danger, c'est une affection souvent rebelle et
fort désagréable tant à cause de l'enchifrènement
que de la perte de l'odorat et de la gêne de respiration qui force le malade à respirer par la bouche,
déterminant ainsi de fréquentes angines ; désagréable aussi par les poussées aiguës auxquelles
elle est sujette. Ce ne devient une véritable infirmité
que lorsque la gêne de la respiration est considérable et que les fosses nasales, n'étant plus balayées
par le courant d'air inspiratoire, les produits de
sécrétion ne sont plus expulsés et s'y décomposent,
amenant la fétidité de l'haleine. Elle acquiert aussi
un certain degré de gravité quand les douleurs
frontales qu'elle provoque prennent une telle
intensité que tout effort ou même tout travail
intellectuel devient impossible.

Complications : Les complications que peut
amener le coryza chronique sont dûes à la propagation de l'inflammation soit au pharynx nasal, au
pharynx, au larynx, aux bronches mêmes, amenant
des catarrhes rebelles, soit au sac lacrymal et à la
conjonctive. L'hypertrophie de la muqueuse que
nous signalions tout à l'heure est aussi une véritable complication ; il en est de même des néo-
plasmes qui peuvent se développer dans cette
muqueuse, et des ulcérations qui peuvent l'envahir.
Enfin, l'on a signalé la coïncidence de certaines
nécroses avec la rhinite et d'actions reflexes, déter-

minées par les altérations pathologiques de la muqueuse nasale ; parmi ces névroses reflexes, il faut citer surtout l'asthme. — Mais la complication la plus fréquente, sans contredit, c'est l'apparition de nombreux coryzas aigus.

Diagnostic : Rien n'est plus facile que le diagnostic du coryza chronique simple antérieur ; les symptômes que nous avons énumérés dans notre description suffisent pour l'affirmer. Mais il ne faut pas s'en tenir à une simple présomption, il est de toute utilité de s'assurer par un examen minutieux qu'il n'existe pas d'altération profonde de la muqueuse, ou que celle-ci n'est pas le siège d'ulcérations, ulcérations faciles à voir, car elles se rencontrent en général sur la face externe des cornets. Les polypes pourraient en imposer pour du coryza chronique, si l'on n'avait soin d'examiner les fosses nasales, ce que permet de faire la rhinoscopie antérieure. Enfin disons qu'une sécrétion exagérée peut ne pas tenir au coryza chronique, mais être simplement d'origine reflexe ou être produite par une affection des sinus.

Traitement : Le traitement du coryza chronique simple est subordonné au degré d'intensité et d'ancienneté de l'affection, ainsi qu'à l'état diathésique qui l'engendre. Il y a donc lieu ici de considérer le coryza idiopathique et le coryza diathésique. Il est bien évident que pour ce dernier

Dr DOIT 7

le traitement local ne sera que d'une efficacité secondaire ; il ne faudra pas cependant négliger de traiter la muqueuse malade, mais c'est surtout au traitement général, à la grande diathèse, qu'il faudra s'adresser. Nous ne nous étendrons pas sur le traitement et le régime à instituer, nous contentant de renvoyer aux traités de pathologie interne.

Quant au coryza idiopathique, nous allons énumérer les divers moyens que l'on emploie pour le combattre. Avant tout, c'est à une hygiène bien entendue qu'il faut avoir recours. Si le sujet a de la disposition aux atteintes de coryza, il est de toute nécessité d'éloigner de lui toutes les causes qui peuvent engendrer cette affection : suppression du tabac, soit prisé, soit fumé, suppression de l'alcool, éloignements des vapeurs ou poussières nuisibles, éviter les différences brusques de température, l'air le plus sain est un air sec et pas trop chaud, le froid et l'humidité ne font qu'augmenter au contraire le coryza.

A côté de ces règles d'hygiène, se trouvent une série de moyens locaux permettant de modifier directement l'état de la muqueuse. Ils se résument en prises ou insufflations de poudres médicamenteuses, en fumigations, en lavages, injections, douches et irrigations.

Les poudres dont on se sert principalement sont

le bismuth, le bismuth associé au chlorate de
potasse 10/1 (Debout), le poivre de cubèbe seul ou
mélangé au carbonate de fer (Blache), l'alun, le
borate de soude, le tannin, le calomel, l'acéto-
tartrate d'alumine (Schaffer), le nitrate d'argent
mêlé à l'amidon (Bresgen), le camphre mélangé
avec l'acide tannique et l'acide salicylique (Porter).
Ces insufflations doivent être plus ou moins
répétées, mais toujours précédées d'un lavage
suffisant des fosses nasales à l'eau tiède, pour
entraîner les sécrétions et mettre la muqueuse
détergée en contact intime avec la poudre. Nous
devons aussi signaler les bougies médicamenteuses
de Catti.

Les fumigations consistent en substances diverses
dissoutes dans l'eau chaude ou infusées dans l'eau,
en vapeurs se dégageant de l'iode (Luc).

Les solutions astringentes ou autres qui servent
à doucher et irriguer les fosses nasales, se composent de solution de sel marin, d'acine borique,
de bi-carbonate de soude, d'alun, de tannin, de
sulfate de zinc, d'acétate de plomb, de permanganate de potasse, d'eau de goudron. Toutes ces
douches et injections, bien entendu, seront prises
tièdes.

Enfin, nous ne voulons que signaler les douches
naso-pharyngiennes, dont le promoteur a été
Weber, et que l'on emploie, avec succès, dans

plusieurs stations thermales, au Mont-Dore, à
Cauterets, à Luchon.

L'on se trouve bien quelquefois, lorsqu'il y a
hypertrophie de la muqueuse pituitaire, de la
manœuvre qui consiste à porter dans la fosse
nasale soit un thermo-cautère plat, soit une anse
galvano-caustique que l'on promène à la surface
de la muqueuse.

Tous ces modes de traitement concourent à un
même but : modifier l'état de la muqueuse pitui-
tuitaire. Il faut bien dire que tous n'ont pas le
même résultat ; il faut surtout se méfier de l'action
des poudres, qui souvent est irritante. Quant aux
injections, elles donnent, dans la plupart des cas,
un résultat satisfaisant ; mais le remède par excellence, c'est l'emploi général et local des eaux
chargées naturellement de principes arsénicaux
et sulfureux.

CHAPITRE VI

ULCÉRATIONS DES FOSSES NASALES

On a donné aux différentes variétés d'ulcérations des fosses nasales le nom générique de coryza ulcéreux. Malgré la fétidité souvent très prononcée des sécrétions de la pituitaire ulcérée, nous avons vu, dans un chapitre spécial, que c'est bien à tort qu'autrefois l'on a voulu faire du coryza ulcéreux le synonyme d'ozène. Cette dernière affection est classée aujourd'hui comme une maladie à part, n'ayant aucune parenté avec les ulcérations pituitaires.

Etiologie : Parmi les ulcérations des fosses nasales, les unes sont des ulcères simples, les autres des ulcères symptomatiques. Des premiers nous ne dirons que peu de chose ; des autres, nous nous contenterons de décrire plus en détail les ulcérations de la scrofule et de la syphilis.

Les ulcères simples tiennent à des causes multiples. Rares dans le coryza aigu, on les observe surtout dans le coryza chronique et principalement quand la muqueuse est enflammée localement soit par la présence d'un corps étranger, d'un polype, d'une tumeur voisine, souvent aussi quand du pus venant d'un organe voisin s'écoule incessamment en un point de la pituitaire.

D'autres fois, l'on a affaire à des ulcères que l'on a pu appeler professionnels, ce sont ceux que l'on observe chez les préparateurs de bichromate de potasse, chez les ouvriers qui emploient le vert de Schweinfurt. Ces ulcères ont pour siège de prédilection la cloison, qui, à la longue, peut être perforée.

Les ulcères symptomatiques sont de beaucoup les plus fréquents, et toujours ils apparaissent sous l'influence d'un état général plus ou moins grave. Rarement on les observe à la suite de pyréxies. Cependant, après certaines maladies injectieuses graves, on les a vus survenir ; c'est ainsi qu'on les observe quelquefois après la rougeole, la variole, la fièvre typhoïde ; dans la morve et le farcin, elles sont de règle et coïncident avec d'autres ulcérations sur différents points du corps. La diathèse herpétique n'est pas sans influence sur leur production ; elles apparaissent aussi dans la grippe, dans le rhumatisme, la lèpre, la diphthérie ; mais les deux grandes causes sont sans

contredit les diathèses scrofuleuse et syphilitique.

Anatomie pathologique: Il est rare de pouvoir
observer les ulcères des fosses nasales à l'autopsie,
et ce n'est guère que dans quelques cas de morve
aiguë que l'on a pu les examiner sur le cadavre.
Cependant la rhinoscopie permet de surprendre
ces ulcères dans leur évolution.

Très variables dans leur étendue, les ulcérations
de la pituitaire peuvent être fort petites ou atteindre
un ou deux centimètres de diamètre. Quelquefois
arrondies, fort souvent réunies à des ulcérations
voisines, elles affectent un aspect irrégulier. Leur
profondeur est variable, suivant que la muqueuse
seule soit atteinte ou que l'affection se propage et
attaque le squelette ; les os, dénudés et pris par
l'inflammation, se carient, se nécrosent et s'élimi-
nent, laissant à leur place une perforation qui peut
amener une déformation plus ou moins considérable
du nez, et un trouble de fonctions par la communication qui existe avec une cavité voisine. Le plus
souvent cette perforation s'observe au niveau de
la cloison, qu'une ulcération, semblant même
bénigne, peut détruire en totalité ou en partie.
Autour de l'ulcération, quand les os sont atteints,
se forment des clapiers, des fistules par lesquelles
les squelettes des os détruits par la nécrose se font
jour au dehors. Le siège de ces ulcérations est

aussi variable que leur aspect ; déjà nous avons
dit qu'on les observait sur la cloison, mais aucun
point des fosses nasales n'en est exempté ; ainsi on
les trouve sur les ailes du nez et les narines,
formant une variété d'acné, une sorte d'impétigo
dû à la diathèse scrofuleuse ; ces ulcérations, en
général de moyenne étendue, sont recouvertes d'une
croûte entourée d'une auréole rouge ; quand cette
croûte tombe, détachée par le doigt, la muqueuse
apparaît érodée, rouge, granuleuse, saignant quelquefois, mais superficiellement atteinte.

Les fosses nasales proprement dites sont souvent
le siège de nombreuses ulcérations, l'arrière cavité
même se trouve fréquemment envahie, elle peut
même l'être d'une façon primitive sans que les
ulcérations aient tendance à se propager à la
pituitaire, c'est ce que l'on voit dans la syphilis, et
la rhinoscopie postérieure permet de se rendre
compte que dans cette maladie c'est la partie
postérieure des fosses nasales qui est le plus
souvent affectée. La muqueuse est boursouflée,
épaisse, plus vasculaire qu'à l'ordinaire, ça et là se
voient des fongosités qui au moindre attouchement
se mettent à saigner ; à la partie profonde elle n'est
plus adhérente à l'os et s'en décolle. L'ulcération
a un aspect irrégulier, ses bords sont déchiquetés,
fongueux, l'ulcération est revêtue de croûtes grisâtres, brunes, répandant une fétidité souvent très

désagréable. Il est important de signaler le siège de l'ulcération au niveau de l'orifice pharyngien de la trompe d'Eustache, ce qui amène des troubles du côté de l'audition.

Symptômes : Les ulcérations des fosses nasales amènent en général peu de signes très marqués lorsqu'elles sont bénignes. Dans ce cas, c'est un simple enchifrènement avec sensation d'obstruction et quelquefois de démangeaison, les symptômes sont ceux d'un coryza chronique peu accentué.

A un degré plus avancé, ces symptômes s'exagèrent, les démangeaisons et le chatouillement deviennent insupportables, amenant de fréquentes envies d'éternuer et portant le malade à mettre ses doigts dans son nez. En grattant, il apporte un léger et passager soulagement, car les croûtes se détachent, amenant un léger suintement sanguinolent ou même quelques gouttes de sang. Après l'expulsion de ces croûtes, l'enchifrènement diminue et la sensation d'obstruction est moindre, aussi la respiration, qui était gênée, se fait-elle plus facilement ; mais les croûtes ne tardent pas à se reformer et cette sensation fort pénible d'encombrement et d'obstruction des fosses nasales reparaît.

Si les ulcérations sont nombreuses, il y a écoulement par les narines de liquide muco-purulent ou sanguinolent, quelquefois d'un liquide sanieux jaunâtre ou verdâtre sans odeur ou bien présentant une odeur fade, souvent même une odeur infecte. Mais, quand les os sont atteints, quand les ulcérations sont profondes, cette sécrétion augmente, et, d'inodore qu'elle pouvait être, devient d'une fétidité repoussante. Cette odeur, qui n'a rien de commun avec l'ozène, n'est sensible que pour ceux qui approchent le malade, lui-même ne sent rien, ce qui tient à ce que l'odorat est chez lui profondément altéré par la destruction de la muqueuse. En même temps, le nasonnement augmente, la respiration est pénible, l'air ne passant plus par le nez, obstrué qu'il est par les croûtes. Des narines s'écoule sans cesse un liquide sanieux qui vient rougir et éroder le bord des narines et la lèvre supérieure, y déterminant quelquefois aussi des ulcérations.

Ces symptômes sont ceux de l'ulcération en elle-même ; mais, si la maladie n'a pas été enrayée, les progrès sont incessants et des signes nouveaux vont apparaître à mesure que la muqueuse sera plus profondément atteinte. Lorsque les os eux-mêmes seront pris, que la carie et la nécrose seront entrées en scène, le malade ressentira des douleurs sourdes devenant quelquefois vives, aiguës, insupportables, accrues par de fréquentes exacerbations, affectant quelquefois la forme d'accès névralgiques.

Nous avons vu que des ulcérations pouvaient siéger au niveau de l'orifice pharyngien de la trompe d'Eustache, dans ce cas, si le processus inflammatoire est insuffisant pour obstruer ces conduits, arriveront des bourdonnements d'oreilles et de la surdité. Si, au contraire, l'inflammation a pour siège l'orifice du canal nasal, elle peut, par propagation, amener du larmoiement et des fluxions oculaires.

Outre ces signes locaux que nous venons de passer en revue, la production des ulcérations et l'écoulement incessant de pus et de matières sanieuses ne tarde pas à retentir sur l'état général ; celui-ci, s'il n'était déjà mauvais auparavant, devient rapidement moins bon, le malade maigrit, l'appétit se perd, les forces diminuent, il y a des vomissements, de la diarrhée, la cachexie fait des progrès et, si l'on ne remédie pas à ces accidents, la mort peut avoir lieu dans le marasme. On a signalé également la mort par accidents cérébraux, soit que lors de l'élimination des sequestres, lorsque les ulcérations siègent au plafond des fosses nasales, l'inflammation se communique aux sinus crâniens, amenant ainsi de la phlébité, ou aux méninges, qui se prennent à leur tour.

Quoi qu'il en soit, et bien que la mort ne soit que tout à fait exceptionnelle, l'on peut dire que les ulcères des fosses nasales demandent à être soignés et soignés de bonne heure, car, lorsque la maladie a évolué et que les os sont atteints, ce qui a lieu quelquefois fort rapidement, surtout dans la syphilis, les sequestres s'éliminant, il reste une difformité incurable.

Diagnostic : En tant que diagnostic de la lésion, depuis la pratique de la rhinoscopie, le médecin n'a aucune hésitation ; mais, où la tâche devient plus difficile, c'est une fois que l'ulcération est reconnue, de la rapporter à sa véritable cause.

Sans parler des cas où elle est amenée par un corps étranger, un polype, une tumeur, la suppuration d'un organe voisin, le coryza aigu ou chronique, la grippe, la diphthérie, la cause peut être méconnue chez les ouvriers qui travaillent le bichromate de potasse ou le vert de Schweinfurt, cependant, l'on est rapidement mis sur la voie du diagnostic réel par l'interrogatoire du malade et par la présence d'autres ulcérations ressemblant souvent à l'echthyma et siégeant sur d'autres parties du corps.

La morve et le farcin sont extrêmement rares chez l'homme, et s'il existe des ulcérations dans les fosses nasales, certains points de la peau sont également envahis. Si l'on a à faire à la morve aiguë, il y a état typhoïde, coma et mort, c'est la règle. Dans la morve chronique, au contraire, l'affection dure longtemps, des mois, des années, avec altération de la voix et de la respiration, il existe non seulement dans les fosses nasales, mais encore dans la gorge, des ulcérations revêtues de croûtes et de petites tumeurs nodulaires reposant sur la muqueuse rouge et parfois très gonflées.

La tuberculose des fosses nasales est rare, elle est toujours secondaire à la tuberculose pulmonaire et se présente sous l'aspect de nombreux petits tubercules ayant tendance à l'ulcération, siégeant ordinairement sur la cloison et se retrouvant dans le pharynx. L'évolution de ces tubercules est très lente et il faut toujours supposer cette affection quand on se trouve en présence d'ulcérations rebelles ou de tumeurs des fosses nasales chez un malade tuberculeux avéré.

Le lupus se confond quelquefois avec les ulcérations syphilitiques, mais l'examen histologique doit être pratiqué et fera reconnaître l'erreur. Il débute ordinairement par la peau du nez et se remarque chez les sujets jeunes et strumeux ; c'est d'abord un tubercule qui s'ulcère et se recouvre de croûtes, le mal progressant toujours au-dessous des croûtes et détruisant les os et les cartilages. Le processus est essentiellement long et l'affection peut envahir le pharynx. La vieillesse a une grande tendance à le guérir d'une façon spontanée. Il n'est pas difficile d'enrayer la marche du mal, mais souvent il donne lieu à des récidives. Il peut coexister avec la syphilis, c'est alors qu'il donne lieu à un diagnostic délicat ; ou bien le nez est le siège d'ulcérations syphilitiques seules et la pierre de touche, l'iodure de potassium, ne permet pas une longue confusion, ou bien il y a coexistence de lupus et d'ulcérations syphilitiques, le diagnostic est alors difficile et ce ne peut être qu'un traitement raisonné qui arrivera à débrouiller ce qui appartient aux deux affections.

Les ulcérations nasales de la scrofule se montrent chez les sujets jeunes; l'aspect général du malade ne permet pas une longue erreur, la bouffissure des traits, donnant aux strumeux le facies particulier, les coryzas à répétition, le gonflement de la muqueuse nasale et la teinte blafarde des ulcérations, tout cet ensemble vient rapidement éclairer le médecin.

L'ulcération syphilitique, au contraire, n'apparaît que chez des individus adultes, présentant ou ayant présenté des accidents de diathèse; les ulcérations sont à bords déchiquetés, à fond sandeux et grisâtre, revêtues de croûtes noirâtres; les lésions osseuses sont fréquentes, car le processus est rapide, et lorsque le médecin est appelé, les lésions ont déjà eu le temps d'évoluer et d'envahir le squelette.

Pronostic : Le pronostic n'est pas grave, en ce sens que la mort est un fait exceptionnel; mais il est toujours fâcheux à cause de la destruction des os, qui amène une déformation quelquefois considérable du nez et que l'on doit toujours craindre, car elle ne peut pas toujours être évitée, c'est ce qui arrive fréquemment, comme nous l'avons dit plus haut, dans la diathèse syphilitique, dans laquelle les os sont déjà détruits quand on la découvre. Dans les autres affections amenant les ulcérations nasales, le pronostic n'est pas moins fâcheux, en ce sens que l'on se trouve en face d'une affection souvent longue et rebelle, difficile à guérir et entraînant souvent l'altération, quelquefois définitive, moins souvent, heureusement, la perte totale de l'odorat.

Traitement. — Traitement général : Règles d'hygiène à suivre ou diathèse à combattre. Le traitement local est celui du coryza chronique. Le meilleur, sans contredit, est celui qui tend, au moyen de douches et de fumigations, à détacher les croûtes de façon à permettre ensuite l'action directe sur l'ulcération, soit au moyen de douches médicamenteuses, de poudres ou de différents caustiques.

TRAITEMENT SULFUREUX DU CORYZA CHRONIQUE ET DES ULCÉRATIONS NASALES

La similitude étiologique de ces deux états : coryza chronique et ulcération des fosses nasales, en nécessitant un traitement général similaire, nous permet de ranger dans un même chapitre, pour éviter des redites, les considérations thérapeutiques propres à chacun d'eux. Le plus souvent, les coryzas chroniques et les ulcérations nasales que nous avons à soigner à Luchon présentent, comme caractère, d'être de date ancienne et d'avoir résisté aux médications les mieux suivies et les plus variées. Ces affections sont alors sous la dépendance d'un état diathésique qu'il faut tout d'abord rechercher avant d'instituer le traitement. C'est en modifiant la constitution qu'on parviendra à amener la guérison. Neuf fois sur dix on se trouve en présence de tempéraments herpétiques ou lymphatico-scrofuleux. Les eaux sulfureuses combattent avantageusement ces états, mais au prix d'un usage prolongé.

« Les diathèses scrofuleuses et lymphatiques, « dit Lambron, [1] les états généraux désignés par « M. Fontan, en 1838, sous le nom de scrofulisme « et lymphisme, et les affections nées sous « l'empire de ces états constitutionnels sont modi- « fiés d'une manière très remarquable par les eaux « sulfurées chez les personnes de tout âge, mais « principalement chez les enfants et les jeunes « gens ». Il dit leur efficacité pour faire fondre les glandes, cicatriser les plaies et les ulcères, pour faire disparaître l'ozène et les ulcérations du nez ;

---

1. Lambron. *Les Pyrénées et les eaux thermales de Bagnères-de-Luchon,* pages 565 et 566.

mais il insiste sur la nécessité du traitement général et sur sa longue durée.

Pégot,[1] de son côté, dit : « Les eaux thermales sulfureuses de Bagnères-de-Luchon sont bien indiquées pour améliorer, sinon guérir, les diverses affections ou manifestations scrofuleuses. On prescrit en bains : les sources les plus excitantes et toniques : Reine, Bordeu, Grotte ».

La première indication est donc d'insister sur le traitement général et, dans ce but, les sources fortement sulfurées en boissons, les bains d'eau très minéralisée, les grandes douches, doivent être mises de préférence à contribution. Les tempéraments de cette nature supportent généralement très bien l'usage de nos fortes sources. La Grotte est le type de ce genre ; on s'en sert en boisson et en bains. De grandes douches générales sont administrées après chaque bain et concourrent puissamment au résultat que l'on veut obtenir. A la fin de chaque douche, on se trouvera bien d'opérer une révulsion sur les extrémités en projetant sur les mains et les pieds un jet très chaud d'eau minérale. On devra, en outre, imposer au malade certaines règles d'hygiène et surveiller son alimentation.

On sait que les eaux sulfureuses ont une action élective marquée sur la peau et les membranes

---

1. Pégot. *Guide pratique médico-thermal,* page 166.

muqueuses et principalement sur celle de l'appareil respiratoire. Dans l'état de maladie, les effets produits sont bien plus évidents que dans l'état de santé. Prenons en exemple une muqueuse bronchique atteinte d'inflammation chronique : Après plusieurs jours de traitement, 8 à 10 jours, apparaissent parfois les symptômes suivants : une plus grande fréquence de la toux, une augmentation de sécrétions et partant de l'expectoration, une oppression plus considérable; ils dénotent qu'un processus irritatif nouveau est venu se greffer sur l'ancien et lui a imprimé une marche tout au moins subaiguë. Bien mieux, soit sous l'influence d'un traitement trop énergique, soit par le fait de prédispositions individuelles, ces signes auxquels est venu s'ajouter un cortège fébrile, acquièrent un caractère d'acuité tel qu'ils sont l'expression d'un véritable état aigu. Une véritable bronchite aiguë s'est développée, c'est la bronchite thermale.

De bons esprits médicaux, A. Fontan, par exemple, pensaient que c'était en substituant une inflammation plus active à celle qui préexistait, que les sulfureux devaient leurs propriétés curatives. On a, en médecine, des exemples de guérison par de pareilles mutations. Nous pouvons citer une observation qui se rapporte à notre sujet :[1] « Une

1. *Traitement de l'ozène*, par Reuzone. — *Il Morgagni,* mai 1878. — *In Revue des sciences médicales*, 1879, page 689.

enfant de 8 ans, bien portante, mais dont le nez
offrait une forme très plate, était atteinte d'un
ozène intense avec ulcérations et perforations de la
cloison. Pendant un an on épuise sans succès tous
les moyens. Un jour l'auteur, poussant une injection astringente, se servit d'une seringue mal
nettoyée et qu'il avait employée un peu auparavant
pour un jeune homme blennorrhagique. Il se
développe chez l'enfant une blennorrhagie nasale
intense. Quinze jours après, la guérison était
complète et, au bout d'un an, l'ozène n'avait pas
reparu ».

Tout en admettant l'action substitutive des eaux
sulfureuses, nous pensons que celles-ci peuvent
conduire à la guérison sans développement obligé,
nécessaire, de phénomènes réactionnels énergiques,
nous sommes persuadé que l'intégrité d'une muqueuse malade peut être obtenue sans fracas, d'une
façon insensible, et, par conséquent, que l'énergie
du traitement doit être subordonnée à la puissance
digestive et assimilatrice de chaque malade, en un
mot à son idiosyncrasie. Ces considérations ont
surtout en vue l'inflammation chronique de la
muqueuse pituitaire. Sa situation superficielle
(certains observateurs ont consigné que l'inflammation se développait de préférence et plutôt sur les
portions de muqueuse qui se rapproche le plus
de l'air extérieur), son extrême vascularité, qui lui

donne la ressemblance avec un véritable tissu caverneux, la prédisposent surtout aux phéno-mènes irritatifs dont nous venons de parler, et lui confèrent une susceptibilité à laquelle il faut avoir égard. Aussi bien, au début, avant de pratiquer résolument le traitement local, cherchons-nous à obtenir une certaine accoutumance de la membrane pituitaire avec l'eau minérale, et conseillons-nous, pendant quelques jours, des bains de nez dans un vase, dans un verre contenant à bords pleins l'eau de la source du Pré, ramenée préalablement à une température convenable. C'est seulement après que commence le traitement local proprement dit : traitement par les irrigations nasales, les douches nasales, l'aspiration des vapeurs sulfurées, en tenant compte des règles que nous avons établies pour le traitement de l'ozène et en établissant une progression dans la durée des séances et aussi dans le choix des sources. Malgré ces précautions, il n'est pas rare de voir se développer une poussée inflammatoire que l'on a cherché à éviter. Tout d'un coup, sans autre raison que sa prédisposition individuelle ou une légère imprudence dans l'admi-nistration du traitement, le malade éprouve un enchifrènement plus considérable, il accuse des douleurs névralgiques frontales très douloureuses. En même temps, la respiration par le nez est très difficile, sinon impossible, un léger état fébrile accompagne ces accidents. On se trouve en présence d'un coryza aigu. La cessation du traitement, hâtons-nous de le dire, un peu de repos et quelques soins diététiques ont vite raison de ce malaise.

Ordinairement, l'écoulement nasal, après 8 à 10 jours de traitement, augmente de quantité, puis, s'il était puriforme, il change d'état et devient muqueux; si la terminaison doit être favorable, il diminue petit à petit et finalement se tarit. Les croûtes diminuent aussi de nombre et d'épaisseur et ne se renouvellent plus. L'enchifrènement et la perception des odeurs ont une marche inverse l'une de l'autre, alors que le premier reprend son acuité, l'autre tend à disparaître. L'examen rhinoscopique fournit des renseignements en rapport avec l'amélioration de ces symptômes. La muqueuse, qui était rouge sombre, dans le coryza chronique, ou d'un blanc cendré, devient rosée, et cette coloration s'étend petit à petit à toute la cavité nasale. Le boursou-flement qu'elle présentait a peu à peu diminué de volume et bientôt le stylet donne la sensation de l'os immédiatement sous-jacent. Les ulcérations perdent le cercle blafard qui les limitait, les tissus infiltrés se dégorgent, des bourgeons charnus se déve-loppent, en un mot, une vitalité nouvelle s'est emparée de la muqueuse et amène la cicatrisation finale.

CHAPITRE VII

OBSERVATIONS

M. L., de Bordeaux, âgé de 20 ans. C'est à l'âge de
8 ans que la maladie a fait son apparition : mauvaise
odeur, enchifrènement, maux de tête; la nuit, respiration
par la bouche et ronflement ; rejet de croûtes en se
mouchant. A l'âge de 5 ans, impétigo de la face et du
cuir chevelu. M. L. n'a jamais eu de maladies graves.
Son père a eu la même affection. Bien que présentement
elle soit bien atténuée, il a conservé la perte de l'odorat.
Tous les membres hommes de cette famille ont eu de
l'ozène.

Plusieurs médications ont été tentées sans grand
résultat :

1. Parmi les observations que nous possédons, nous n'en
n'avons trouvé que quatre qui pouvaient se rapporter exactement à l'ozène vrai, les autres devraient plutôt être rangées
parmi les faux ozènes et plus spécialement dans les ulcérations nasales.

Injections au permanganate de potasse, 0,30 pour 300 grammes.

Badigeonnage au nitrate d'argent ; Injections caustiques. En même temps, sirop d'iodure de fer et vin au lacto-phosphate de chaux.

M. L., vint à Luchon le 19 juin 1876, et son état actuel est le suivant : tempérament manifestement scrofuleux, mouche plusieurs fois par jour, surtout le matin au réveil, et avec effort, des croûtes en plus ou moins grande abondance, de couleur ardoisée, contournées le plus souvent, mais offrant les formes les plus diverses. La perte de l'odorat est complète ; la respiration ne s'effectue par le nez que lorsque celui-ci est débarrassé des croûtes qui l'obstruaient; l'odeur est repoussante et persistante. Maux de tête constants ; l'état général et moral ne sont pas modifiés.

L'examen rhinoscopique montre des cavités nasales vastes, des croûtes les tapissent; si avec un stylet on arrache une de ces plaques, la muqueuse apparaît érodée et saignante, dans l'intervalle, la muqueuse est grise et présente une sécrétion purulente assez abondante.

Traitement : boisson, douche, bain, humage, irrigation nasale; dès les premiers jours du traitement, les maux de tête disparaissent.

Le 30 juin, va mieux, rend des croûtes en bien moins grande quantité, l'action de se moucher amène plutôt des matières liquides que concrétées. Le humage, au dire du malade, lui fait beaucoup de bien, la respiration est beaucoup plus facile.

Le 20 juillet, jour de départ, l'amélioration s'est encore accrue et M. L. part dans un bien meilleur état, l'odeur encore perceptible l'est sensiblement moins qu'à l'arrivée.

IIᵉ OBSERVATION. — OZÈNE

M. E., âgé de 17 ans. On s'est aperçu de cette affection alors que le malade avait 14 ans, l'odeur est devenue de plus en plus forte, les divers traitements très énergiques, comme badigeonnage de perchlorure de fer, injections de nitrate d'argent, n'ont rien donné de satisfaisant.

Arrivé le 7 août 1882, tempérament lymphatique, pas d'antécédents héréditaires, bon état général, respiration nocturne par la bouche, le matin, le nez est bouché complètement par un amas de croûtes vertes et de mucosités ; l'odorat est diminué, mais l'audition est conservée, le nez est ensellé, c'est-à-dire qu'il présente une dépression à sa racine, l'examen des fosses nasales montre leur amplitude, un stylet détache difficilement les croûtes à odeur repoussante ; on aperçoit les os sous la muqueuse amincie, la muqueuse pituitaire est de couleur violacée, elle saigne facilement.

Traitement : Bosquet et Bordeu en bains, Pré n° 2 en boisson, petite douche dans la baignoire avec la source Bordeu ; irrigation nasale et humage.

Le 16 août, état sensiblement le même, le matin, au réveil, peut-être un peu moins de croûtes rejetées. Les deux Richard en bains, grandes douches ; Pré n° 1 en boisson ; l'irrigation et le humage sont continués.

26 août, la muqueuse présente une coloration moins violacée, l'odeur persiste, mais les croûtes ont diminué. Bains de Reine et Grotte et traitement comme précédemment.

2 septembre, départ. La muqueuse est plus rouge, le nez n'est plus bouché le matin, comme à l'arrivée, la respiration est plus facile.

III^c OBSERVATION. — OZÈNE

M. D., âgé de 26 ans. Au mois de septembre 1873, a eu un rhume de cerveau, avec sécrétion très abondante, sécrétion provenant surtout de la narine gauche, puis des croûtes se formèrent et remplacèrent les mucosités, n'a jamais été malade, n'a pas eu la syphilis, rien d'apparent dans son état ne fait supposer qu'il soit sous l'influence d'un état constitutionnel. Il exhale une mauvaise odeur qui incommode son entourage, il vient à Luchon le 8 août 1874 ; état actuel : odeur repoussante, état général peu satisfaisant ; M. D. a beaucoup maigri, est devenu triste, l'appétit est mauvais, la digestion peu facile ; il accuse un très mauvais goût dans la bouche.

L'examen du nez montre le nez droit très dilaté, formant un véritable antre ; le nez gauche semble normal ; des croûtes séjournent dans le premier et sont très odorantes, difficiles à enlever, elles laissent à leur place une surface saignante, mais pas d'ulcération. La plupart du temps le malade respire par la bouche, et le matin, pour déboucher son nez, est obligé de souffler fortement, et c'est au prix de grands efforts qu'il rejette ses croûtes.

Traitement : Bains, douches, boisson, humage et injection nasale de la narine droite.

Le 20 août, le malade accuse beaucoup de mieux, le humage facilite l'expulsion des croûtes, qui se renouvellent moins vite, toujours mauvaise odeur, l'appétit est revenu et moins de tristesse.

Le 10 septembre, part avec une amélioration réelle.

L'année suivante, en 1875, M. D. revient à Luchon le 28 juin; le malade a passé un assez bon hiver, il existait une diminution notable de la mauvaise odeur et des sécrétions, au point qu'il se croyait guéri. Mais depuis deux mois le mal est un peu revenu; le médecin ordinaire a fait plusieurs cautérisations énergiques, mais qui n'ont pas donné de très bons résultats. La santé générale est bien meilleure, il a recouvré le poids qu'il avait avant de tomber malade.

Traitement : Indépendamment du traitement général par les eaux : humage et irrigations nasales.

Le 10 juillet, l'odeur a beaucoup diminué, toutefois elle revient de temps en temps; le 2 août départ, il respire beaucoup mieux et l'odeur est bien moins forte et souvent disparaît presque totalement.

Troisième saison à Luchon en 1876: très bon hiver,

mouche beaucoup moins, la mauvaise odeur ne revient que de loin en loin. Il n'est plus forcé de dormir la bouche ouverte comme les autres années.

Le malade reste 28 jours à Luchon, il ne présente plus d'odeur en venant à la consultation, l'amélioration est incontestable, la guérison définitive est très vraisemblable, l'examen rhinoscopique n'a pas été noté au départ.

IVe OBSERVATION. — OZÈNE

Mlle L. D., 16 ans, est malade depuis l'âge de 8 ans, l'odeur qu'elle répand s'est établie petit à petit et a beaucoup augmenté depuis quelques années, de nombreux traitements ont été employés, mais sans résultat. Cette jeune fille a été réglée à treize ans et ses règles ont toujours été régulières, elle a eu de fréquents maux de gorge, pas d'antécédents héréditaires ozèneux.

Arrivée à Luchon, le 2 septembre 1880, état actuel : grande, un peu voûtée, tempérament herpétique, acné sébacéa du nez et du front, odeur caractéristique, tristesse, mélancolie, l'oreille droite est dure ; il existe de la gêne de la respiration, principalement la nuit, le matin surtout, rejet de croûtes verdâtres, souvent striées de sang, rejet aux prix de grands efforts et à la suite du râclage du pharynx, maux de têtes considérables ; la céphalalgie frontale occupe surtout le côté droit, l'état général est moins bon depuis quelque temps ; faiblesse

générale, l'appétit est très capricieux, les aliments sont
sans goût, la perception aux odeurs est moindre du côté
droit que du côté gauche.

Examen rhinoscopique : Le nez droit est beaucoup
plus affecté que le gauche, sa largeur est incompara-
blement plus grande, ce dernier présente quelques
croûtes, et son examen est incontestablement moins facile
que le côté opposé, qui offre des croûtes en grand
nombre et une sécrétion purulente abondante ; la malade
présente en outre deux grosses amygdales.

Traitement : Ferras et d'Etigny en bain, Enceinte en
boisson ; injection nasale et pulvérisation dans le nez et
dans la gorge ; le 12 septembre, quelques symptômes
se sont améliorés : les maux de tête, l'appétit. Un peu de
mieux. — Traitement : Reine et Blanche et Pré n° 1,
continuation des irrigations et pulvérisations.

Le 24 septembre, la santé générale est meilleure,
sommeil bon, les maux de tête ont à peu près disparu ;
l'odeur semble moins forte et le rejet des croûtes est
moins abondant : la muqueuse, nettoyée, présente une
coloration plus vivante, un peu plus rosée, de gris sale
qu'elle était. — Traitement : Blanche et Grotte en bains
et continuation des irrigations et pulvérisations.

Le 3 août, jour de départ : Amélioration de l'état
général, la plupart des symptômes fonctionnels sont
moins accentués, sauf l'odorat; l'odeur et les croûtes sont
l'une moins forte et les autres en moins grand nombre ;
mieux.

La malade doit continuer le traitement sulfureux avec l'eau de Luchon, à domicile.

Ve OBSERVATION

CORYZA CHRONIQUE. — PHARYNGITE ET LARYNGITE GRANULEUSE

MÉTRITE CHRONIQUE

Mme de L., 25 ans, a toujours eu une santé délicate, mère et grand'mère mortes phthisiques ; depuis son enfance, très grande susceptibilité de la gorge, avec de fréquents rhumes de cerveau. En novembre 1872, il lui est survenu un coryza, qui, depuis lors, a toujours existé. L'hiver dernier, angine ; les règles ont toujours été très douloureuses. — Traitement : fer, quinquina, huile de foie de morue, sirop de goudron ; injections de ratanhia, etc.

État actuel, 22 juin 1873 : abondante sécrétion nasale, plutôt liquide, claire que purulente ; douleurs fréquentes au-dessus des sourcils ; l'odorat est moins sensible ; la voix est voilée, rien dans les poumons ; la muqueuse nasale est rouge sombre, tuméfiée et sécrétant également dans les deux narines ; pas d'ulcérations.

Le pharynx est très granuleux, l'épiglotte est rouge et présente des granulations ; la malade se plaignant de couleurs lombaires, de pesanteur dans le bas ventre, de pertes blanches ; on pratique l'examen de la matrice qui est trouvée grosse, un peu douloureuse, avec des granulations sur le museau de tanche.

Traitement : 22 juin 1873, Bain, boisson, douche sur tout le corps et interne; injection nasale, humage et pulvérisation dans la gorge, cautérisation de la matrice.

Le 29 juin, violentes douleurs de tête et du nez, léger mouvement fébrile, la respiration par le nez est très gênée ; repos et ensuite reprise du traitement.

Le 21 juillet, départ, et on constate : bon état général, plus de force ; l'inflammation chronique du nez et des autres muqueuses, plutôt mieux.

Mme de L. vient à Luchon en 1875. A la suite de sa première saison, le coryza avait complètement disparu ; les trois derniers hivers elle n'a pas eu ni angine, ni bronchite.

Mais le dernier hiver, elle est prise d'une grippe violente et depuis le coryza a persisté avec les mêmes symptômes qu'auparavant. Saison de 25 jours, il est à présumer que les eaux ont été aussi bienfaisantes que la première fois.

VIe OBSERVATION. — CORYZA CHRONIQUE HERPÉTIQUE

M. G., 23 ans, santé toujours très délicate, père goutteux, anémie très longtemps, pityriaris capitis, rhume de cerveau datant de un an et demi caractérisé par éternuements excessivement fréquents jusqu'à trente fois de suite, lourdeur et douleurs de front et de la tête, écoulement séreux très abondant ; avant l'apparition de ces phénomènes, maux d'estomac qui ont duré six mois et qui ont disparu aussitôt après ; nombreux moyens pharmaceutiques employés inutilement ; l'an dernier, bains de mer, aucun résultat.

13 juin 1873, état actuel : tempérament lymphatique, sécrétion abondante claire, plusieurs mouchoirs dans la journée, éternuements surtout le matin, névralgies frontales, souvent fièvre et alors il éternue moins et mouche moins, muqueuse rouge vif, à droite, la muqueuse est très développée et simule une déviation de la cloison.

Traitement : Ferras nouvelle en boisson ; Ferras et Etigny en bains ; injections nasales et aspirations.

Le 22 juin, le malade a bien supporté le traitement, rien à noter. Les deux Richard, douche Richard ; injections et aspirations. Pré n° 2.

Le 29 juin, les éternuements sont beaucoup moins fréquents, l'écoulement est à peu près le même, la muqueuse nasale est aussi rouge.

Le 10 juillet, départ, les éternuements ont complètement disparu, la sécrétion nasale est un peu moins abondante, il n'existe plus de douleurs frontales ; mieux.

VII° OBSERVATION. — CORYZA CHRONIQUE. — RHINNORRHÉE

M. D., 24 ans, a toujours été prédisposé aux rhumes, est presque toujours enrhumé du cerveau depuis quatre ans ; depuis un an, le coryza est devenu permanent ; tempérament lymphatique ; presque tous les membres de sa famille ont eu cette affection. Le traitement local a surtout compris des insufflations de poudres astringentes. L'an dernier, il a pris 50 bains sulfureux artificiels dont il a tiré de bons effets.

Le 9 juillet 1877, mouche constamment, le plus souvent clair, le matin, au réveil, un peu purulent ; douleurs dans le nez et les arcades sourcillières ; le nez a grossi, il présente de la couperose. L'examen direct montre une muqueuse épaisse se touchant en certains endroits ; soulevée avec un stylet, elle offre un peu l'aspect gélatiniforme ; granulations nombreuses dans le pharynx et sur le voile du palais ; difficulté à respirer.

Traitement : Bains, boissons, douches, injections nasales, douches nasales et douches pulvérisées.

Le 19 juillet, le malade trouve que la respiration est un peu plus libre ; le 13 août, jour de son départ, son état est très amélioré, il mouche moins et les sécrétions sont moins liquides, moins filantes.

Retour l'année suivante ; grande amélioration à la suite de sa saison, pourtant, il a eu deux rhumes de cerveau assez tenaces, mais il n'a pas eu à souffrir comme les années précédentes ; les sécrétions, au lieu d'être limpides, ont été plutôt épaisses ; il mouche beaucoup moins que d'habitude ; la muqueuse est beaucoup moins boursoufflée ; on sent maintenant les couches dures sous-jacentes. Traitement durant 25 jours, le malade part très amélioré.

Troisième saison en 1873, l'hiver a été très bon, pas

de rhumes, les douleurs frontales ont absolument disparu, mouche encore un peu plus que normalement, la muqueuse est rouge avec un très léger gonflement, le pharynx a ses granulations très affaissées ; le malade part en très bon état de santé et peut être considéré comme guéri.

VIIIᵉ OBSERVATION. — ULCÉRATIONS NASALES

M. M., tempérament très lymphatique, âgé de 24 ans, a eu de nombreux rhumes de cerveau, a eu deux polypes muqueux dans le nez gauche, enlevés par Krysaber ; depuis, toujours sécrétion purulente et sanguinolente, plus de maux de tête comme auparavant, nombreuses cautérisations sans résultat.

13 juillet 1880, rougeur sombre de la muqueuse pituitaire, à gauche, mollesse de la muqueuse qui saigne facilement ; deux ulcérations grosses chacune comme une lentille sur le cornet inférieur, qui est boursoufflé dans ses autres parties. Le matin, des croûtes à odeur forte sont rejetées en se mouchant ; le malade éprouve de la démangeaison plutôt que de la douleur ; il éprouve le besoin de se gratter dans le nez.

Traitement : Boisson Pré n° 2. Bosquet et Bordeu comme bains, douche pulvérisée dans le nez et humage.

Le 26 juillet, la muqueuse est plus rosée, les ulcérations sont moins blafardes à leur pourtour ; de petits bourgeons charnus se sont développés ; la sécrétion est

plus abondante, plus purulente, mais moins sanguinolente ; les croûtes sont moins épaisses ; mieux. Boisson
Pré n° 1, Grotte et Reine comme bain, humage et
pulvérisation.

5 août, les ulcérations sont moins étendues, la puru-
lence a diminué, la maladie tend à sa guérison.

IXe OBSERVATION. — CORYZA CHRONIQUE ARTHRITIQUE

M. F., 41 ans, a eu une fistule anale à l'âge de 14 ans,
puis des hémorrhoïdes très douloureuses ; voilà trois
ans, est venu à Luchon, soigner des douleurs rhumatismales ; à la suite d'un très court traitement il fut guéri.
Son coryza chronique date de 6 à 7 ans ; avec des
alternations de mieux et de plus mal ; il mouche beaucoup et des sécrétions muco-purulentes. Il a pris de
l'iodure de potassium qui, dit-il, lui a fait du bien ; il a
des douleurs frontales tenaces ; douleurs qui s'irradient
vers la nuque ; rien à noter sur le compte de l'odorat ;
l'examen du nez montre la muqueuse pituitaire très
gonflée à droite, à ce point qu'elle vient se toucher
sur la ligne médiane avec celle du côté opposé ; on
pourrait tout d'abord croire à une déviation de la cloison
de ce côté ; elle saigne facilement.

Le malade présente en même temps des pytériasis
versiculaires.

Traitement : Le 13 juillet 1871, boisson, bains les
deux Richard, injection nasale, douche Richard ; on est

obligé de suspendre le traitement pendant quelques jours par l'apparition de phénomènes aigus, dans lesquels les douleurs névralgiques sont surtout remarquables.

Le 29 juillet, tout est rentré dans l'ordre et le malade a repris son traitement.

Le 5 août, départ.

Retour de M. F. en 1873 ; à la suite de sa saison, en 1871, et petit à petit le coryza avait totalement disparu ; puis, huit ou dix mois après, il présenta quelques phénomènes dyspeptiques, qui semblent disparaître lorsque apparaît de nouveau le coryza, en avril 1873.

Les mêmes symptômes que précédemment, abondante sécrétion, douleurs de tête, etc.

Même traitement ; on ajoute du humage ; il existe encore une légère exacerbation, qu'un léger repos arrête ; le malade part après 31 jours de traitement.

Revu M. F. en 1875, à Bordeaux ; deux mois après la saison, le coryza avait entièrement disparu.

Xᵉ OBSERVATION. — RHINITE CHRONIQUE

CATARRHE NASAL SEC

M. R., 24 ans, a eu, à plusieurs reprises, des rhumes de cerveau, dont leur caractère principal était la persistance ; antécédents héréditaires par sa mère, qui était sujette à cette sorte d'affection ; on ne trouve pas de maladies constitutionnelles, apparentes du moins ; a pris une année, les bains de mer sans résultat ; une saison à

Enghien lui a fait du bien ; aspiration d'une solution de permanganate de potasse sans succès.

Etat à son arrivée à Luchon, 26 juillet, démangeaisons continuelles dans le nez, envie de se gratter, enchifrènement, le matin, en se mouchant, rejet de petites croûtes striées de sang, à odeur fade, l'odorat est moins bon, lourdeur de tête, sensation de sécheresse et de malaise dans le nez, étroitesse des narines, la muqueuse est rouge sombre, parcheminée, de petites croûtes existent, à leur place on trouve la muqueuse érodée et un peu saignante, pas d'ulcération.

Traitement : Les deux Richard, douche nasale, aspiration nasale ; le 2 août, a eu une plus grande douleur de tête, gêne à respirer, il mouche un peu liquide, moins de croûtes. Reine et Blanche, bains ; Pré n° 1, douche nasale, humage.

Le 14 août, la gêne a disparu, toujours sécrétions muco-purulentes, moins de démangeaisons et de sensation de sécheresse, continuation du traitement.

Le 20 juillet, la muqueuse est de coloration plus rosée, elle est moins sèche, on n'observe plus de croûtes, le malade n'accuse plus de malaises dont il se plaignait à son arrivée, mieux évident.

XI° OBSERVATION. — CORYZA ULCÉREUX

Mlle G., 17 ans, souffre du nez depuis l'âge de 10 ans, déjà mouchait beaucoup et présentait de l'odeur, ophthalmie rebelle dans son enfance ; la plus jeune de trois enfants, les deux premiers n'ont rien eu, pas de maladie de peau, réglée à 13 ans.

Arrivée le 4 août 1881 ; tempérament strumeux ; ses époques se produisent exactement, mais consistent en quelques gouttes de sang à chaque fois ; constipation opiniâtre ; enchifrènement ; gêne de la respiration ; respiration buccale nocturne qui contribue, avec l'odeur du nez, à lui donner une mauvaise haleine ; rejet, en se mouchant, de croûtes larges, très odorantes et souvent noirâtres, se gratte pour les détacher ; pas de douleur de tête ; voix nasonnée ; pas de modification dans l'odorat ; la muqueuse nasale est ulcérée des deux côtés, mais plus à droite qu'à gauche ; à droite, ulcération sur la cloison ; sur le cornet inférieur, hypertrophié et au fond sur ce même cornet ; surface grenue saignante ; ichor fétide.

Traitement : Bordeu, Bosquet, petite douche ; Enceinte, douche pulvérisée, aspiration de vapeurs.

15 jours après son arrivée, les règles apparaissent, elles sont plus abondantes et plus colorées ; elle n'a plus d'odeur depuis quelques jours.

Le 25 août, encore odeur, mais fade, beaucoup moins forte qu'auparavant ; les ulcérations sont beaucoup moins grandes, elles tendent à se cicatriser.

Le 3 septembre, jour du départ, encore toutes petites surfaces ulcérées ; peu ou pas d'odeur.

TABLEAU RÉSUMÉ

DES

OBSERVATIONS DE RHINITES CHRONIQUES

TRAITÉES AUX EAUX THERMALES SULFURÉES

DE

BAGNÈRES-DE-LUCHON

TABLEAU RÉSUMÉ
DES OBSERVATIONS DE RHINITES CHRONIQUES
TRAITÉES AUX EAUX THERMALES SULFURÉES DE BAGNÈRES-DE-LUCHON

Nᵒˢ d'ordre	DIAGNOSTIC	Désignation	AGE	DÉBUT de la MALADIE	ANTÉCÉDENTS	ÉTAT ACTUEL	Bains	humage	générales	nasales	RÉSULTAT	OBSERVATIONS
12	Coryza chronique.	Mʳ B.	14 1/2	A trois ans.	Coryza survenu à la suite d'une coqueluche très tenace, qui s'est compliquée d'inflammation de toutes les muqueuses respiratoires ; grand'mère goutteuse ; catarrheuse ; à 7 ans, bronchite grave ; Mont-d'Or ; Allevard ; Salins et Enghien ; amaigrissement	Tempérament lymphatique ; catarrhe bronchique ; au sommet droit, légère résonnance de la voix ; obnubilation auditive ; muqueuse nasale enflammée également des deux côtés ; pas d'ulcération, pas d'odeur ; sécrétion abondante.	35		28	35	Nez considérablement amélioré.	Le malade a très bien supporté le traitement énergique. Il tousse moins et meilleur état général.
13	Coryza chronique.	Mʳ M.	40 ans.	9 mois avant son arrivée à Luchon.	Toux ; douleurs erratiques ou fixes remplacées par coryza.	Grande anémie ; secrétions abondantes ; éternuements ; maux de tête ; irritation du larynx, qui est rouge et vascularisé ; muqueuse pituitaire rouge, gonflée.	30		30	30	Beaucoup mieux.	Santé générale bien meilleure ; quelques douleurs rhumatismales sont survenues au cours du traitement.
14	Coryza chronique.	Mʳ J.	28 ans.	5 mois avant son arrivée.	Très sujet aux rhinites ; impétigo du cuir chevelu et péri-auriculaire étant enfant ; plus tard, accès d'asthme alternant avec coryza.	Voix enrouée ; inflammation du nez avec abondante secrétion ; laryngite granuleuse ; eczéma sec des doigts.	25	25	25	25	Nez guéri.	La voix est moins enrouée.
15	Coryza chronique.	Mʳ S.	32 ans	Depuis plusieurs années.	Maux de gorge depuis son enfance ; plusieurs blennorrhagies ; à la suite d'insolation, coryza qui ne l'a pas quitté ; plus malade cette année.	Rougeurs très vives de la muqueuse nasale ; croûtes petites, souvent striées de sang ; quelques granulations dans la gorge ; goutte milit⁺ᵉ.	24		25	25	Nez mieux	La goutte militaire a complètement disparu.
16	Ulcération nasale.	Mʳ I.	29 ans.	Depuis son enfance.	Rhinorrhée, qui a été traitée de toutes les façons inutilement ; grand fumeur ; une saison à Luchon, voilà deux ans, a fait du bien ; quelquefois odeur.	Hypertrophie des 2 cornets à gauche, une ulcération sur l'inférieur ; croûtes, mucus ; tempérament lymphatique ; granulations pharyngiennes.	18		18	36	Secrétion moins abondante	Saison très courte. Deux douches nasales par jour n'ont point amené d'irritations.
17	Coryza chronique.	Mʳ d'A.	30 ans.	Deux ans 1/2 avant Luchon.	A cette époque, il a été pris d'enchifrènement et d'une abondante sécrétion muco-purulente ; a fait de nombreux traitements ; les dérivatifs arrêtent pendant quelques jours, mais réapparition ; étant enfant a eu des ulcérations nasales.	Amygdales hypertrophiées ; Rhinite et hypertrophie pituitaire. Irritabilité.	32		28	29	Etat stationn⁺ᵉ.	Le malade a dû interrompre, à plusieurs reprises, son traitement, par suite d'inflammation survenue par le traitement.

TRAITÉES AUX EAUX THERMALES SULFURÉES DE BAGNÈRES-DE-LUCHON

Nº D'ORDRE	DIAGNOSTIC	Désignation	AGE	DÉBUT de la MALADIE	ANTÉCÉDENTS	ÉTAT ACTUEL	Bains	humage	DOUCHES générales	DOUCHES nasales	RÉSULTAT	OBSERVATIONS
18	Coryza chronique.	Mr de L.	41 ans.	Datant de 18 mois.	A eu plusieurs accès d'asthme ; après un refroidissement, voilà dix-huit mois, coryza aigu, avec gêne énorme pour respirer ; nez obstrué surtout à droite ; maux de tête ; pityriasis capitis.	Sécrétion muco-purulente ; gonflement considérable de la muqueuse, dont les deux lames se touchent sur la ligne médiane ; pas d'ulcération ; douleurs dans le front surtout en toussant ou en se baissant.	34		22	33	Va mieux.	Respiration facile par la narine gauche, difficile par celle de droite. Sécrétion moins abondante.
19	Coryza chronique.	Mr D.	28 ans.	A l'âge de 18 ans.	Bronchite et rhinite herpétique ; vient à Luchon une première fois et s'est bien porté pendant trois ans à la suite, mais réapparition du coryza ; bronchite.	Eternuements, mouche beaucoup ; surdité des oreilles ; chatouillements dans le nez ; muqueuse rouge et gonflée.	26		26	26	Plus d'éternuements et moins de sécrétion.	La surdité a diminué.
20	Catarrhe sec.	Mlle de L.	18 ans.	»	A eu enfant les premières voies respiratoires susceptibles ; douleurs rhumatismales ; père goutteux ; saigne assez fréquemment du nez ; maux d'estomac ; appétit nul ; assez bien réglée.	Sécheresse considérable de la gorge et du nez ; angine perlée ; amygdales un peu grosses ; muqueuse pituitaire rouge violacée, sèche, pas d'ulcération, maux de tête.	28		28	24	Meilleur état général et nez mieux ; sécheresse mᵗ désagr.	Dans les premiers temps du traitement, la malade a eu plusieurs saignements de nez ; n'a pu supporter le humage.
21	Faux ozène.	Mme M.	26 ans.	A l'âge de 17 ans.	Tempérament très lymphatique ; fleurs blanches ; réglée tardivement ; plusieurs avortements ; pas de syphilis ; sueurs des pieds très odorantes.	Sécrétion nasale très odorante, croûtes ; maux de tête ; pas de dilatation des cavités nasales ; ulcérations sur le cornet inférieur ; très inquiète.	31		28	31	Mieux.	A très bien supporté le traitement.
22	Faux ozène.	Mr P.	55 ans.	Voilà 2 ans.	Tempérament lymphatique ; croûtes dans les cheveux étant enfant ; ottorrhée légère à 2 ans ; affection du nez avec odeur et rejet de croûtes ; pas de surdité.	Ulcérations nasales et croûtes striées de sang ; odeur.	23		23	25	Moins d'odeur.	
23	Rhinite catarrhale.	Mme de M.	19 ans.	Deux ans avant son arrivée à Luchon.	Père asthmatique ; mère morte phthisique ; voilà deux ans, à la suite d'un fort mal de gorge ; surdité double ; rhinite consécutive ; très mal réglée ; pityriasis capitis.	Sécrétion abondante ; pharyngite granuleuse ; l'examen des oreilles ne fournit pas de renseignements ; a beaucoup maigri ; muqueuse rouge, congestionnée ; rien aux poum⁸.	23		23	26	Meilleur état général état local présentement stationnaire	La surdité a augmenté sous l'influence du traitement. Inflammation aiguë passagère de la muqueuse nasale.
24	Rhinite chronique.	Mr G.	41 ans.	Un an.	Tempérament arthritique ; douleurs rhumatismales ; eczéma de la face ; gravelle urique ; priseur de tabac ; sueur des pieds et des aisselles.	Rougeur de la membrane muqueuse du nez surtout à gauche ; peu de gonflement ; a toujours besoin de se moucher ; douleurs musculaires.	21		21	21	Incertain	Les douleurs musculaires ont disparu.

SUITE DU TABLEAU RÉSUMÉ DES OBSERVATIONS DE RHINITES CHRONIQUES TRAITÉES AUX EAUX THERMALES SULFURÉES DE BAGNÈRES-DE-LUCHON

N°s d'ordre	DIAGNOSTIC	Désignation	AGE	DÉBUT de la MALADIE	ANTÉCÉDENTS.	ÉTAT ACTUEL	Traitement hydrothermal — Bains	Humage	Douches générales	Douches nasales	RÉSULTAT	OBSERVATIONS
25	Rhinite et bronchite.	Mʳ de R.	35 ans.	Tous les hivers.	Tous les ans, rhume de cerveau, accompagné de bronchite ; l'an dernier Cauterets, bons effets, hiver meilleur ; jamais de maladie de peau, ni goutte, ni manifestations herpétiques.	Muqueuse nasale violacée, sans grande sécrétion ; rien à l'auscultation de la poitrine ; voix voilée ; muqueuse laryngée d'une coloration sombre.	21	21	21	21	Va bien.	Humage.
26	Catarrhe nasal.	Mˡˡᵉ de L.	19 ans.	Enfance.	Grand-père eczémateux ; réglée à 14 ans ; impetigo ; abcès glandulaires sous-maxillaire ; maux de gorge fréquents et coryza constant avec accès aigus ; surdité double.	Gonflement considérable des cornets inférieurs et moyens ; gêne respiratoire ; surdité ; enchifrènement, bourdonnement.	26		26	26	Mieux.	Cette malade est venue deux années de suite à Luchon, l'hiver intercalaire avait été très bon et un mieux sensible s'était montré.
27	Rhinite chronique.	Mr D.	13 ans.	Enfance	Fils d'herpétiques ; santé très délicate ; fièvres intermittentes ; anémie ; rhume de cerveau constant.	Lymphatisme ; susceptibilité estomac ; bruit de diable ; rhume de cerveau ; granulation pharyngienne ; pâleur des téguments et des muqueuses ; hypertrophie des deux muqueuses nasales ; gêne respiratoire ; sécrétion muco-purulente.	30		30	30	Bon, surtout au point de vue de santé générale.	A très bien supporté le traitement, a quitté Luchon dans un état de santé générale qui doit avoir un retentissement heureux sur son affection locale.
28	Rhinite chronique	Mr B.	19 ans.	Enfance	A eu le coryza dès son enfance, ce coryza alternait avec de l'entérite, celle-ci se produisant surtout l'été ; l'an dernier, Aix, à la suite, assez bon hiver ; ophtalmie de nature herpétique.	Pityriasis capitis ; un peu de gêne respiratoire ; ronflements ; mouche souvent ; muqueuse nasale gonflée ; saillie des cornets inférieurs et moyens ; déviation de la cloison à gauche.	31		31	31	Très bon.	A supporté le traitement sans interruption ; le nez va très bien, après avoir produit un peu plus de sécrétions ; celles-ci sont à peu près taries ; plus de ronflement ni gêne respiratoire.
29	Ulcérations nasales.	Mˡˡᵉ de M.	15 ans.	Enfance	Anémie ; pas d'autres maladies ; on s'est aperçu de la maladie alors que la petite malade avait quatre ans environ ; l'été, elle se porte mieux ; réglée à 13 ans.	Gêne respiratoire ; mouche et crache, surtout le matin, des mucosités et croûtes striées de sang ; tempérament lymphatique ; étroitesse des deux narines ; les deux cornets sont hypertrophiés et on trouve des ulcérations sur la cloison et sur toute la partie postérieure du nez ; quelquefois névralgie frontale.	26		26	26	Guérison.	La petite malade est venue trois années consécutives à Luchon ; à la deuxième année, la guérison était presque complète.

SUITE DU TABLEAU RÉSUMÉ DES OBSERVATIONS DE RHINITES CHRONIQUES

TRAITÉES AUX EAUX THERMALES SULFURÉES DE BAGNÈRES-DE-LUCHON

Nᵒˢ D'ORDRE	DIAGNOSTIC	Désignation	AGE	DÉBUT de la MALADIE	ANTÉCÉDENTS	ÉTAT ACTUEL	Traitement Hydrothermal		DOUCHES		RÉSULTAT.	OBSERVATIONS
							Bains	fumage	générales	nasales		
30	Faux ozène.	Mʳ W.	32 ans.	Depuis 5 ans.	Souffre du nez depuis 5 ans, a eu le choléra l'année précédente ; originaire des pays chauds et y habitant ; impuissance génitale.	Mouche plusieurs mouchoirs journellement, rentant avec beaucoup d'efforts, des croûtes un peu odorantes de couleur verte ; déviation de la cloison à gauche ; muqueuse mollasse saignant facilement ; pas d'ulcérations ou moins perceptibles ; quelquefois névralgie frontale.	28		28	28	Mieux Guérison.	A présenté une poussée inflammatoire du côté du nez, qui a nécessité quelques jours de repos ; retour à Luchon l'année suivante, à la suite d'un très bon hiver ; dernière saison, qui amène la guérison
31	Coryza Herpétique.	Mᵐᵉ D.	32 ans.	Depuis 7 ans.	Eczéma à l'âge de 23 ans ; disparu à la suite d'une saison à Saint-Gervais ; l'hiver suivant, rhume de cerveau et bronchite, éternuements et toux ; Cauterets, 3 saisons de suite qui font disparaître la maladie ; réapparition voilà 18 mois.	Acné sébacéa du visage ; constipation fréquente ; urines chargées ; langue saburrale ; santé générale bonne ; angine granuleuse ; muqueuse rouge, vascularisée, tapissée de sécrétions muco-purulentes ; un peu de dureté de l'oreille gauche.	25		25	25		La malade revint deux années à Luchon. L'hiver qui a suivi la première saison a été très bon.

CHAPITRE VIII

HYPERTROPHIE DES AMYGDALES

REVUE RÉTROSPECTIVE DES TRAVAUX LES PLUS IMPORTANTS
SUR L'HYPERTROPHIE DES AMYGDALES ET SES CONSÉQUENCES,
PRINCIPALEMENT AU POINT DE VUE DU TRAITEMENT DE CETTE
AFFECTION.

Les auteurs anciens, *Paul d'Egine*, *Celse*,
Marc-Aurèle Sévérin, *Moscati*, *Heister*, *Visman*,
avaient reconnu et signalé comme conséquences
des amygdales volumineuses la gêne de la déglutition, de l'audition et de la respiration ; ils
avaient également mentionné la fréquence des
angines à répétition. Ces remarques les avaient
amenés à combattre énergiquement cette affection, et ils avaient institué divers traitements
plus ou moins heureux : l'incision, la cautérisation, l'arrachement, la ligature et l'excision.
Ce dernier procédé seul est resté dans la pratique. Ils se servaient du bistouri ou de ciseaux.
En pratiquant la cautérisation ignée, ils ont été

les précurseurs de l'ignipuncture, mode opératoire si ordinairement employé aujourd'hui. Le premier qui ait osé porter des caustiques sur les amygdales fut *Mésué*, au dire de Velpeau. En 1852, *Brunus de Padoue* s'est servi du cautère actuel pour empêcher la récidive des amygdales réséquées. *Marc-Aurèle Sévérin, Mercatus* et *Afflisius* se servirent du fer rouge dans l'hypertrophie tonsillaire. En 1683, *Heister* trouve l'excision un procédé barbare et préconise la cautérisation. *Visman*, en 1680, *Pauli*, de Leipzig, et *Lieutaud* se montrent partisans de cette méthode qui semble, après eux, tomber en discrédit pour renaître à une époque beaucoup plus rapprochée de nous.

Des auteurs modernes, *Dupuytren* est le premier qui, *dans un mémoire sur la dépression latérale des parois de la poitrine*, publié en 1828 dans le Répertoire d'anatomie, de physiologie et de clinique chirurgicale, mentionne le rapport qui existe entre la dépression thoracique et l'hypertrophie amygdalienne, mais il ne voit là qu'une coïncidence et non une relation de cause à effet; ainsi il insiste particulièrement sur l'existence, chez ces malades, de manifestations scrofuleuses concomitantes; en un mot, pour lui, la déformation du thorax était le fait du rachitisme. Aussi, le traitement qu'il instituait était-il en concordance avec l'idée étiologique qu'il se faisait de l'affection : bonne alimentation, bonne hygiène, soustraire les enfants mal vêtus et manquant d'air aux habitats froids et humides, enfin, gymnastique pulmonaire pratiquée de la façon suivante : pression avec les deux mains sur la paroi antérieure de la poitrine au moment de chaque inspiration, mouvement élévatoire des bras pour mettre en jeu les muscles du thorax, de manière à agrandir le diamètre transversal de la cage osseuse, etc. Si des phénomènes d'étouffement se produisaient avec trop d'intensité, il pratiquait l'amygdalatomie. Tout en constatant le soulagement apporté par cette opération, il n'en attribuait pas moins la difficulté respiratoire à la déformation thoracique.

Boyer.[1] — Boyer, après avoir passé en revue les divers modes de traitements jusqu'alors connus, donne la préférence à la rescision, qui est le moyen le plus sûr, le plus prompt et le plus efficace contre l'engorgement chronique de ces glandes. Pourtant il emploie l'adduction, lorsque les amygdales sont si volumineuses que leur amputation est impossible, ou bien, lorsqu'après leur extirpation, on voit pousser des bourgeons qui en présagent le retour.

Coulson. — Coulson, de Londres, publia, peu de temps après le mémoire de Dupuytren, un travail

---

1. Traité des maladies chirurgicales et des opérations qui leur conviennent, p. 326, t. v.

sur la déformation de la poitrine et de la colonne vertébrale : « *Con deformation of the chest and the spine,* » où il rapporte plusieurs observations confirmatives de celles du célèbre chirurgien français.

Waren. — Waren, de Boston, publia, en 1839, un travail intitulé :[1] « *Remarques sur le gonflement des tonsilles accompagné de certaines déformations de la poitrine.* » L'auteur montre d'abord avec quelle facilité et certitude peut être faite l'excision des amygdales hypertrophiées avec le nouvel instrument, le tonsillotome, et quel grand soulagement les malades obtiennent très vite de cette opération ; puis il relève la relation qui existe entre l'hypertrophie et la déformation thoracique. — Sur vingt cas de grosses tonsilles, qui ont été justiciables de l'opération, quinze appartenaient à des enfants de moins de douze ans. — Sur ces quinze, onze offraient une déformation plus ou moins grande de la poitrine et ce vice de conformation consistait en une saillie des cartilages sur les côtes et une excavation du sternum. Chez tous, peu ou pas de déviation spinale. Les symptômes observés consistaient en gêne de la respiration, en ronflement souvent extraordinaire, en rêves affreux, difficulté de la déglutition, rejet de la nourriture par les

1. Remarks on elargement of the tonsils attendet, by certains deformities of the chest. 1839 in medical examiner, may. 18.

narines, surdité, impossibilité parfois d'avaler
si, au préalable, on n'appliquait pas de puissants
astringents sur les amygdales, enfin, dans la moitié des cas : fièvre périodique et symptômes scrofuleux. L'excision des tonsilles amène dix-neuf fois
sur vingt cas la guérison immédiate ; le vingtième
cas a présenté ce fait particulier que l'incision
n'ayant pu enlever la totalité de la tonsille, à cause
de sa large base d'implantation, les parties restantes
s'étaient rapprochées et avaient comblé le vide
momentanément produit, ce qui a nécessité une
nouvelle opération.

Alph. Robert. — Alph. Robert, alors chirurgien
de l'hôpital Beaujon, publia, dans le *Bulletin
général de thérapeutique médicale et chirurgicale,*[1]
le mémoire le plus complet qui, jusqu'alors, ait été
fait sur l'hypertrophie tonsillaire. Cet auteur s'occupe spécialement de cette affection sur les enfants;
pour lui, celle que l'on observe chez l'adulte est
beaucoup moins grave et est le résultat d'amygdalites répétées, dont la résolution s'est faite in-
complètement. Chez les enfants, la maladie apparaît
insensiblement, sans phénomènes bien appréciables, elle se révèle aux parents par le ronflement
nocturne, par l'entrebâillement continu de la
bouche, quelquefois par une petite toux assez fré-

---

1. *Bulletin général de thérapeutique médicale et chirurgicale,* n^{os} de mai et juillet 1843.

quente, et le timbre particulier de la voix. La pathogénie de l'hypertrophie tonsillaire, chez les enfants, est due, comme pour les adultes, d'après Alph. Robert, à l'irritation, et s'opère de la façon suivante : A l'âge de 6 mois à 2 ans, époque à laquelle les enfants sont sous l'influence du travail de la dentition, il se produit sur la bouche et même sur la tête entière un mouvement fluxionnaire parfois très intense ; le ptyalisme, les éruptions connues sous le nom de feux de dents, les eczémas, les impétigos de la face et du cuir chevelu, le gonflement des ganglions cervicaux et sous-maxillaires, les ophthalmies se rattachent à cette cause, l'hypertrophie tonsillaire en serait aussi le résultat. Mais cet auteur admet que la disposition originelle joue ici un très grand rôle, le lymphisme, le scrofulisme en sont les causes prédisposantes ; il insiste sur ce fait que, dans une même famille, il se trouve rarement un seul enfant d'affecté, tous présentent cette disposition hypertrophique. Puis il décrit magistralement les symptômes qui dérivent tous de la gêne apportée à la pénétration de l'air dans les voies respiratoires : affaiblissement de l'ouïe, respiration par la bouche, qui reste constamment entr'ouverte et provoque un air hébété caractéristique, ronflements durant le sommeil, parfois rejet de mucosités par la bouche, plus rarement de filets de sang, voix altérée dans son timbre, cavité buccale rétrécie, nez resserré, état de langueur et de faiblesse plus ou moins considérable, enfin, pour terminer, altérations graves du thorax, qu'il regarde comme conséquences de l'hypertrophie et non comme effets d'une même cause, le rachitisme. Pour lui, ces déformations osseuses sont les suivantes : aplatissement des deux parois latérales de la poitrine, les côtes semblent, au lieu de leur courbure normale, déprimées en leur milieu, les cartilages costaux forment des saillies manifestes et apparentes sous les pectoraux amincis et peu développés, le sternum, un peu bombé à sa partie supérieure, est déprimé à sa partie inférieure, et cette dépression commence à l'union de son tiers inférieur avec ses deux tiers supérieurs, tous ces signes, ajoute-t-il, sont en rapport avec le degré de l'hypertrophie tonsillaire, l'âge et la solidité de là charpente thoracique.

Chassaignac. — En 1854, Chassaignac, chirurgien de l'hôpital Lariboisière, a publié dans le *Moniteur des hôpitaux* une suite d'articles fort intéressants sur les altérations anatomiques des amygdales hypertrophiées. Mais ce chirurgien traite seulement des symptômes propres aux tonsilles, au point de vue de l'amydalatomie.

Ainsi il envisage leur forme, leur poids, leur volume, leur position, leur rapport.

Lambron. — En 1861, le docteur Lambron, médecin inspecteur à Bagnères-de-Luchon, présente un mémoire à l'Académie de Médecine, intitulé : *De l'hypertrophie des amygdales, de ses fâcheuses conséquences et de ses complications ; de son traitement par les eaux sulfureuses naturelles spécialement appliquées en douches sur les tonsilles mêmes et autour de la gorge.* A la suite de cette communication qui fit l'objet d'un rapport très favorable du docteur Blache, médecin de l'Hôpital des Enfants, la plupart des auteurs classiques ont mentionné et conseillé le traitement préconisé par l'ancien médecin-inspecteur de Luchon. Nous sommes heureux de donner une analyse de cet important travail, auquel nous avons emprunté les observations qui y étaient jointes.

Après avoir passé en revue les complications de l'hypertrophie tonsillaire, après avoir rappelé les travaux des auteurs qui l'ont précédé, le docteur Lambron appuie l'opinion d'Alphonse Robert, à savoir : que les déformations thoraciques dues au rachitisme sont indépendantes de celles produites par des amygdales volumineuses. Décrivant minutieusement les altérations osseuses propres à chacune de ces deux affections, il les différencie par les signes suivants : au rachitisme, saillie des cartilages chondro-sternaux et double gouttière verticale longeant chaque bord du sternum et

comprenant toute la hauteur de la poitrine ; à l'hypertrophie tonsillaire, dépression transversale portant au niveau du tiers inférieur du thorax avec
le tiers moyen ; puis il consacre un chapitre au
mécanisme suivant lequel se produit la déformation osseuse. L'opinion de Robert, qui attribuait
l'enfoncement de la poitrine à la pression atmosphérique, plus forte à l'extérieur qu'à l'intérieur,
où l'air est raréfié, ne lui semble pas satisfaisante
et lui substitue l'explication suivante : Pour vain-
cre l'obstacle apporté par les amygdales à la pénétration de l'air dans les poumons, le muscle
diaphragme, par ses contractions répétées et constantes sur les côtes inférieures, qui n'offrent pas
chez les enfants une force de résistance suffisante,
provoque, petit à petit, une dépression durable de
celles-ci, qui semblent avoir été serrées dans un
anneau constricteur.

Enfin, le docteur Lambron nous dit comment
lui est venue l'idée de doucher les amygdales
hypertrophiées. « M. Blache, médecin de l'Hôpital
« des Enfants, dit-il, frappé depuis de longues
« années des fâcheux effets de l'hypertrophie ton-
« sillaire, des affections qui viennent assez fré-
« quemment les compliquer et des résultats parfois
« incomplets de l'opération, appela mon attention
« sur divers points et me manifesta son désir de
« faire suivre à ses petits malades, avant de leur

« enlever les amygdales, un traitement par les
« eaux minérales sulfureuses, afin de remonter
« leur organisme et de les mettre dans les meil-
« leures conditions générales pour retirer de l'ex-
« cision tous les avantages qu'on est en droit
« d'attendre. Dans d'autres cas, il se proposait
« aussi par ce moyen de gagner du temps, de
« manière à atteindre, sans que l'organisme de
« ces enfants eût trop à souffrir, l'époque de la
« puberté chez les garçons et celle de la mens-
« truation chez les petites filles, car notre illustre
« maître a depuis longtemps observé qu'à ces deux
« grandes époques, le changement profond im-
« primé à l'organisme opérait souvent, surtout
« chez les filles, d'une manière très remarquable,
« la résolution des tonsilles hypertrophiées. C'est
« en dirigeant ces enfants dans leur traitement
« balnéaire que me vint la pensée de tenter la
« résolution du gonflement chronique des tonsilles
« avec nos douches, si efficaces à résoudre les
« engorgements des autres parties du corps. »

Lasègue.[1] — Pour Lasègue, l'hypertrophie
tonsillaire n'est due, le plus souvent, qu'à la répétition d'amygdalites aiguës et subaiguës, et, pour
prévenir celles-ci, il conseille la cautérisation de
ces glandes plusieurs fois par jour. Ce traitement,

1. Lasègue. *Traité des angines.*

qui a pour but non pas de résoudre l'hypertrophie, mais de limiter son expansion, est palliatif et non curatif.

Desnos. [1] — Desnos (1864), qui, dit-il, a beaucoup emprunté au travail de Lambron, « monographie la plus importante qui ait été écrite sur cette matière », après avoir passé en revue les divers traitements locaux et généraux, médicaux et chirurgicaux employés contre l'hypertrophie tonsillaire et mentionné leurs imperfections ou leurs inconvénients, s'exprime ainsi : « Aussi, lorsque, s'inspirant des conseils de Blache, Lambron est venu doter la thérapeutique d'une médication qui permet d'éviter bien souvent l'opération, il a rendu un véritable service. Son traitement de l'hypertrophie des amygdales par les eaux sulfureuses naturelles est à double portée. Par l'usage interne et externe de l'eau sulfureuse, administrée en boisson, en bains, il remonte l'organisme souvent épuisé ; il agit favorablement sur deux diathèses fréquemment en cause, la scrofule et l'herpétisme, en même temps qu'il combat directement l'engorgement par un ensemble heureusement combiné de procédés hydro-balnéaires ».

E. Vidal. [2] — « Rarement le traitement local

1. Desnos. *Art. Amygdales in Dict. de médecine et chirurgie pratique* en 30 vol.
2. E Vidal. *Art. Amygdales in Dict. encyclopédique des sciences médicales.*

est suffisant, et l'on ne doit pas perdre de vue l'état général, sous la dépendance duquel se trouve la lésion; aussi en combattant la disposition constitutionnelle scrofuleuse ou lymphatique, voit-on souvent l'hypertrophie tonsillaire se résoudre. C'est ainsi que l'huile de foie de morue a souvent réussi et que les eaux sulfureuses, employées en boisson et en douches, ont produit entre les mains de M. Lambron les plus heureux effets ».

Rotureau.[1] — « Les eaux de Bagnères-de-Luchon, à l'intérieur, en gargarismes, en douches pharyngiennes, en douches sur la nuque et à la partie antérieure du cou, amènent encore la résolution des engorgements chroniques des amygdales, surtout chez les enfants, et la guérison de l'inflammation granuleuse chronique des glandules de l'arrière-gorge, souvent liée, comme l'indiquait le professeur Chomel, à une manifestation herpétique dont elle partage la nature ».

Damaschino[2] ne voit qu'un traitement réellement curatif, l'excision, mais il conseille la plus grande prudence en temps d'épidémie, de diphtérie, et les plus grandes précautions lors de l'opération dans un milieu nosocomial. Il n'ignore

---

1. Rotureau. *Art. Bagnères-de-Luchon in Dict. encyclopédique des sciences médicales.*

2. Damaschino. *Maladies des voies digestives,* leçons professées à la Faculté de médecine.

pas l'emploi des douches sulfureuses qui donnent, dit-il, d'excellents résultats.

Anatomie. — Histologie et physiologie des amygdales. — Les amygdales ou tonsilles sont deux corps de forme sensiblement ovalaire situées de chaque côté de l'isthme du gosier, dans la dépression que forme entre eux le pilier antérieur et le pilier postérieur du voile du palais, dépression qui porte le nom de fossette amygdalienne. Normalement ces petits organes ne dépassent pas le bord des piliers et sont absolument enchâssés par eux. Leur direction est oblique d'avant en arrière et de dehors en dedans. Le plus ordinairement ils occupent la partie la plus élevée de l'ogive qui forme les piliers, ils sont ainsi facilement accessibles à la vue, mais parfois leur situation est plus déclive, ils sont alors masqués par la base de la langue, qu'il faut fortement déprimer pour les apercevoir. Le poids moyen de chacun d'eux est de trois grammes et leur volume de 12 millimètres de longueur sur 8 d'épaisseur et de largeur.

Sur la face interne des amygdales on aperçoit, ce qui leur donne un aspect anfractueux et inégal, des pertuis au nombre de dix ou douze ; ces pertuis sont les orifices de sortie de lacunes ou cavités creusées dans leur épaisseur. La muqueuse de la gorge tapisse ces anfractuosités sur les côtés et le fond desquelles se trouve les orifices de diverticules qui ne sont que les arrières cavités des lacunes. Du tissu cellulaire relie entre eux ces éléments

et sert de support aux vaisseaux et nerfs. Dans l'épaisseur des lacunes et des diverticules se trouvent de nombreux follicules lymphoïdes qui forment le caractère fon-
damental des tonsilles. On admet, en effet, aujourd'hui,
que le rôle d'organe sécréteur de mucus propre à lubri-
fier la gorge, qu'on lui attribuait exclusivement, n'est
qu'accessoire pour l'amygdale, qui est avant tout un
organe hématopoétique, une glande vusculaire sanguine.
Headland a même prétendu que leur suppression entraî-
nait de graves inconvénients pour l'hématose. Les follicules sont normalement de dimension microscopique,
mais sur des amygdales hypertrophiées, ils peuvent acquérir le volume de grains de semoule.

On rencontre dans les lacunes non-seulement du mucus,
mais aussi des dépôts caséeux, qui, jouant le rôle de corps
étrangers, d'après certains auteurs, seraient la cause des
amygdalites , si fréquentes , observées chez certains
individus.

Il n'est pas indifférent de rappeler ici que les tonsilles
sont en relation étroite avec les organes de la génération.
Hervey et Crip d'abord, puis Verneuil et P. James l'ont
les premiers établi et ont montré que l'inflammation des
premières avait quelquefois un retentissement de même
modalité sur les secondes. On a admis pendant longtemps
que les amygdales avaient pour but, en lubrifiant la cavité
du pharynx, de faciliter la déglutition du bol alimentaire,
et on invoquait l'action du constricteur supérieur du
pharynx qui, en se contractant, déterminait par expul-

tion, la sortie du mucus que ces corps contiennent dans leur cavité. Puis, sa constitution intime étant mieux connue, son analogie avec les autres organes lymphoïdes étant bien établie, on a pensé que son rôle était de concourir à l'élaboration de la lymphe, et à la formation de globules blancs. Aujourd'hui quelques auteurs pensent qu'elles possèdent la propriété de détruire les bactéries, les micro-organismes. Il existe une traînée de tissu lymphoïde qui, partant de l'amygdale proprement dite, passe par l'amas de follicule clos de la trompe d'Eustache, par l'amygdale palatine, et enfin par les glandes folliculaires de la base de la langue, d'où il repart pour suivre un trajet similaire du côté opposé, formant ainsi l'anneau lymphatique de la gorge, ainsi dénommé par Waldeyer. C'est ce cercle placé en sentinelle à l'entrée des voies alimentaires et des voies respiratoires, qui a pour but d'absorber les agents infectieux, d'élever un rempart contre eux, et de les détruire par digestion intra-cellulaire. Les amygdales, d'après Balme, à qui nous empruntons ces détails, dans une bonne thèse *sur l'hypertrophie des amygdales palatine, pharyngée, linguale*, auraient le rôle d'organes phagocitaires. « La plupart des amygdalites simples, dit-il, ne sont vraisemblablement que l'expression d'une réaction phagocitaire énergique et passagère. La défense de l'organisme nécessite-t-elle une réaction longtemps soutenue et supérieure à la normale ? On comprend que l'amygdale finira par s'hypertrophier, en vertu de l'aphorisme : la fonction fait l'organe ».

Il était intéressant de donner ici cette manière de voir nouvelle, car si le fait était démontré, on comprend toute l'importance qu'il y aurait à conserver des organes si souverainement utiles et protecteurs, surtout par ce temps, où la microbiologie fait de si rapides progrès et se substitue tous les jours, petit à petit, aux anciennes théories pathogéniques.

Définition de l'hypertrophie tonsillaire. — C'est ce gonflement permanent, chronique dès le début, qu'on observe spécialement chez les jeunes enfants et par extension celui qui parfois, chez les jeunes gens, plus rarement chez les personnes d'un âge mûr, prend le caractère de la chronicité à la suite d'un plus ou moins grand nombre d'amygdalites.

Synonimie. — Cette affection a été désignée tour à tour sous les noms suivants : hypertrophie, gonflement chronique, engorgement persistant, induration, physconie des amygdales.

Anatomie pathologique. — L'augmentation de volume est plus ou moins considérable, suivant les cas, elle peut atteindre la grosseur d'une noix, d'un œuf de pigeon. Chassaignac, qui a fait un grand nombre d'ablations d'amygdales hypertrophiées, donne le chiffre moyen de 5 grammes comme poids, qu'il a vu s'élever de 3 grammes, chiffre normal à 7 grammes. La coloration est tantôt rouge pâle, tantôt rouge vif, selon que l'amygdale est ou n'est pas enflammée. La consistance est accrue ou diminuée ; ces glandes, en effet, peuvent être le siège d'une induration telle qu'elles crient sous le bistouri et offrir l'aspect d'un véritable tissu fibreux, ou bien présenter une friabilité, une mollesse anormales. La différence de ces deux états offre une grande importance pour le pronostic et le traitement ; aussi, distingue-t-on l'hypertrophie squirrheuse et l'hypertrophie molle. La dissemblance se poursuit dans la marche de la maladie et le travail pathologique, dans la première forme, c'est le tissu conjonctif presque exclusivement qui, sous l'influence d'une évolution lente et de poussées hypérémiques répétées, acquiert un développement considérable ; dans la seconde, qui est propre aux lymphatiques et aux scrofuleux, c'est le tissu réticulé qui montre une remarquable prolifération hypertrophique. Le plus souvent, les grosses amygdales ne présentent, comme forme, qu'une exagération de leur volume, mais parfois ce n'est qu'une partie d'elles-mêmes qui s'hypertrophie, elles sont dites, dans ce cas, amygdales lobées. Les lacunes et les diverticules ne présentent plus seulement des orifices linéaires, mais de petites ouvertures manifestement agrandies, d'où sourdent abondamment les grumeaux caséeux pont nous avons parlé. Les vaisseaux ne sont augmentés de volume et de nombre que dans la forme dite

fibreuse, ce qui explique, dans ce cas, les hémorrhagies, compagnes fréquentes de l'excision par le
bistouri ou par le tonsillotome.

Etiologie et Pathogénie. — L'hypertrophie des
amygdales est une maladie fréquente que les médecins qui s'occupent spécialement des maladies de
l'enfance et de l'adolescence ont souvent occasion
d'observer. Yearsley se vante d'avoir extirpé plus
de 2.000 amygdales ; Guersant, dans sa pratique de
l'hôpital et de la ville, était arrivé au chiffre de
1.800 ; c'est qu'ici l'âge est un facteur étiologique
important, non qu'on ne puisse exceptionnellement
voir certains adultes être atteints de cette affection.
mais parce que, en général, le travail qui s'opère
dans l'organisme au moment de la puberté tend à
la faire disparaître. Elle est totalement inconnue
chez le vieillard. A quel moment de la vie se
montre ordinairement l'hypertrophie tonsillaire ?
les auteurs sont très divisés sur cette question ;
pour Alphonse Robert, elle apparaît de six mois à
deux ans. Il est d'observation que certains enfants
à la mamelle éprouvent de ce fait une véritable
impossibilité à la succion. Pour Rillet et Barthez,
le début serait plus tardif, ils admettent le terme
moyen de 3 à 6 ans ; pour Lasègue, la maladie
évolue de l'enfance à la puberté. Quoiqu'il en soit,
le scrofulisme et le lymphatisme jouent un rôle
étiologique admis par tout le monde et prédomi-

nant ; or, on sait que dans le jeune âge ces diathèses se manifestent avec le plus d'acuité. Il n'est donc pas étonnant, comme le fait remarquer le professeur Damaschino, que l'amygdale, cette glande éminemment lymphatique, participe au même titre que les autres organes lymphoïdes, à la déviation constitutionnelle originelle. L'hypertrophie est donc une maladie très héréditaire. Dans une même famille, elle atteint la généralité des enfants, parfois aucun n'en est exempt. Nos observations nous fournissent de beaux exemples de son extension à toute une descendance. La répétition d'amygdalites provoque également l'hypertrophie ; à chaque inflammation des tonsilles succède un état hyperplasique chronique qui est sous la dépendance de ces crises irritatives ; de premières atteintes prédisposent à de nouvelles et sous l'influence de la plus petite cause inflammatoire, des accès aigus ou subaigus se produisent, soit irrégulièrement, soit périodiquement, au printemps et à l'automne. C'est dans la seconde enfance que ce processus étiologique se montre dans toute son évidence. Alphonse Robert et West, frappés de cette évolution chez l'adolescent, ont pensé que l'irritation ne devait pas être étrangère à l'hypertrophie des jeunes enfants, et qu'on en rencontrerait la cause dans les phénomènes fluxionnaires qui accompagnent la dentition. On a encore mentionné l'angine diphthérique et la syphilis pharyngée comme possédant une action pathogénique possible.

Les garçons et les filles sont également tributaires de la maladie ; chez ces dernières, si l'apparition des premières menstrues amène parfois la résolution des glandes, il est des cas où le flux cataménial a un retentissement congestif très manifeste sur elles. Ces relations de cause à effet, — est-il besoin de le faire remarquer ? — sont la preuve de l'intimité de rapports qui existent entre les amygdales et les organes génitaux, comme ceux-ci en ont avec le larynx.

Symptômes. — 1° Signes physiques : Si l'hypertrophie tonsillaire est moyennement volumineuse, elle passe facilement inaperçue, à moins qu'un phénomène morbide accidentel, comme l'inflammation de ces glandes, n'attire l'attention du médecin, mais quand elle présente une certaine dimension, un ou plusieurs des signes fonctionnels dont nous parlerons plus loin forcent le praticien à inspecter la gorge qui offre alors l'aspect suivant : les deux amygdales (une seule est rarement atteinte isolément), proéminent dans la cavité pharyngienne et rétrécissent à des degrés divers l'isthme du gosier, parfois elles arrivent à se toucher et forment une véritable occlusion que vient encore compléter la luette, augmentée de volume. Une sorte d'intertrigo blanchâtre se voit au point de contact des deux glandes ; c'est dans ces cas extrêmes que le voile du palais, repoussé en arrière, et devenu horizontal, obture l'arrière cavité des fosses nasales ; leur volume varie depuis celui d'une petite noix à celui d'un gros œuf de pigeon ; tantôt, et le plus souvent, elles n'offrent qu'une exagération de leur forme primitive, tantôt elles ont l'aspect d'un cône, on les a vues présenter un appendice en tout semblable à un polype. Leur surface est inégale et anfractueuse ; cette disposition est due à l'élargissement des lacunes qui, sous l'influence de la pression du doigt, laissent sourdre une certaine quantité de mucus et de produits caséeux. Leur coloration est ordinairement normale ; mais, sous l'influence d'une inflammation plus ou moins accentuée, elle devient rouge et même violacée, elles sont, le plus souvent, indolores. Leur consistance est dure ou molle. Dans notre pratique thermale, nous ne manquons jamais d'exercer le toucher des amygdales, nous trouvons à ce procédé un double avantage, il nous donne d'abord une indication importante au point de vue du pronostic : Les tonsilles molles sont plus facilement réductibles que celles qui présentent une consistance dure ; en outre, les mensurations prises par le toucher se gravent plus exactement dans l'esprit que par la vue, et à chaque visite du malade on peut plus sûrement apprécier les progrès que le traitement a apporté. Nous en aurons fini avec les symptômes objectifs de l'hypertrophie amygda-lienne quand nous aurons dit que les ganglions sous-maxillaires sont souvent engorgés. Cet état morbide, qui est sous la dépendance ou bien d'amygdalites répétées, ou bien de la diathèse scrofuleuse, doit particulièrement fixer l'attention du médecin.

2° Conséquences, complications, signes fonctionnels : L'hypertrophie tonsillaire, arrivée à un certain degré de développement et abandonnée à elle-même sans qu'une intervention médicale ou chirurgicale vienne arrêter le cours des fâcheuses conséquences qu'elle entraîne, porte gravement atteinte, en entravant le jeu de fonctions essentielles, à l'existence des malades et à un retentissement non moins important et non moins néfaste sur leurs facultés intellectuelles. Les désordres qu'elle provoque et que nous allons passer en revue sont : des altérations de l'ouïe, de la gêne de la respiration, de la déformation de la cage thoracique, de la gêne dans la déglutition, des troubles dans la phonation, des coryxas, des bronchites, des amygdalites à répétition, de la tuméfaction des ganglions et enfin un habitus extérieur et un facies caractéristiques.

Il eût été très intéressant de chiffrer la fréquence de ces altérations prises individuellement ou dans leur totalité, en un mot de montrer la part proportionnelle que prennent ces complications dans l'évolution de la maladie. Nous n'avons trouvé dans nos recherches que la seule statistique suivante, due à Voss.[1] L'auteur a pratiqué l'amygdalatomie au moyen du tonsillotome .347 fois, 164 fois chez des hommes et 183 fois chez des femmes. L'âge des malades variait de 2 ans à 25 ans ; la plupart, 275, étaient compris entre la 2me année et la 25me. C'est la 12me et la 17me année qui fournissaient le plus fort appoint : 20 malades chacune. Chez 292, l'extirpation fut double. 101 cas nécessitèrent l'opération pour cause d'angine à répétition, 52 à cause de la surdité, 28 cas pour troubles de la phonation et de la déglutition, 21 pour pharyngites chroniques, coryxas et ozène, enfin deux cas pour tuméfaction ganglionaire du cou.

1° *Altération de l'audition.* — C'est une des complications les plus fréquentes ; elle se présente à des degrés divers, depuis la simple diminution de l'acuité auditive jusqu'à la plus complète surdité. Nous verrons dans nos observations que beaucoup de nos malades n'entendaient pas les battements d'une montre tenue même à une petite distance de l'oreille. Cette infirmité occasionne

1. *Analyse in Revue des sciences médicales de France et d'étranger*, T. xi, page 674.

chez les individus qui en sont affectés une attitude bien caractéristique : ils portent la tête en avant et incurvent par ce fait la colonne vertébrale cervicale ; en outre, ceux qui n'ont qu'une seule amygdale hypertrophiée inclinent la tête du côté malade et la tiennent un peu relevée du côté de la bonne oreille. On a vu cette disposition provoquer, à la longue, un raccourcissement des muscles du cou et une déviation permanente de la colonne vertébrale. Plusieurs théories ont été émises pour expliquer le mécanisme de cette surdité. Les uns veulent simplement que les amygdales, en obturant complètement l'orifice de la trompe d'Eustache, soient la cause de la gêne apportée à l'accomplissement de cette importante fonction. Pour Hervig et Crip, par exemple, l'obnubilation de la faculté auditive est le résultat de l'inflammation chronique de la muqueuse, inflammation qui se propage plus ou moins loin au reste de l'oreille et qui est le fait de sa continuité avec celle de la gorge. L'amygdale, disent-ils, au fur et à mesure qu'elle grossit, gagne en avant et en arrière ; par conséquent, l'orifice est plutôt élargi que rétréci, en outre, les malades entendent le gargouillement propre aux phlegmasies de la muqueuse de ce conduit, ce qui est la preuve de l'existence d'un processus inflammatoire. Une troisième théorie a été produite par le docteur Naquet, de Lille, dans le *Bulletin médical du Nord*.

Pour cet auteur, la surdité est due à la raréfaction de l'air dans la caisse. La trompe s'ouvre normalement au moment de la déglutition par l'entremise du muscle péristaphylin externe, et c'est grâce à lui que l'oreille interne reçoit l'air nécessaire à sa fonction. Or, ce muscle prenant son point d'appui sur le voile du palais, qui est immobilisé par le fait de l'hypertrophie amygdalienne, reste dans une inaction constante qui a pour effet l'occlusion de la trompe et la privation d'air pour la caisse.

Quoi qu'il en soit de ces opinions, la cause première de cette infirmité est l'amplitude des amygdales. Le *sublata causa, tollitur effectus*, se montre ici dans toute son opportunité.

2° *Gêne de la respiration*. — L'air rencontre, à traverser son conduit naturel, le nez, une entrave considérable, occasionnée par le refoulement du voile du palais, qui obture tout ou partie de son arrière cavité. Cette disposition force les petits malades à respirer par la bouche, qui reste constamment entre-bâillée; ce qui leur donne une physionomie particulière d'hébétude et qui contribue à leur donner un facies caractéristique dont nous reparlerons. Cette gêne respiratoire, toujours fâcheuse dans ses conséquences, acquiert une gravité exceptionnelle chez l'enfant à la mamelle, qui, à chaque instant, forcé de quitter le sein pour prendre une prise d'air, se nourrit mal, maigrit, s'étiole et finalement aboutit à l'atrepsie. La nuit, le sommeil est fréquemment et brusquement interrompu par des rêves et des cauchemars ; par la sècheresse de la gorge et de la langue, sur lesquelles se déposent ces matières pulvérentes que l'air porte avec lui, sécheresse qui cause un impérieux besoin de boire et qui motifie la fétidité de l'haleine ; par des accès de suffocation que provoque la langue en venant se coller à la voûte palatine. Dans les moments de repos, la respiration est très bruyante ; il se produit un ronflement tellement fort, qu'il incommode les personnes habitant la même pièce. Les fosses nasales sont diminuées dans leur capacité ; le nez, en effet, arrêté dans son développement, s'effile ; la voûte palatine s'est accrue en hauteur, s'est bombée et forme une véritable ogive qui empiète d'autant sur ces cavités. Alph. Robert attribuait ces phénomènes, d'après la règle que tout organe devenu inerte s'atrophie, à la cessation des fonctions du nez, qui ne sert plus de voie de communication de l'air aux poumons et, par conséquent, perd en partie ses attributions olfactives ; l'odorat est sensiblement émoussé. On comprend, sans qu'il soit besoin d'insister, combien ces entraves à la respiration, en diminuant considérablement l'hématose, sont défavorables à la santé générale et à la croissance des jeunes malades. De plus fréquents

mouvements respiratoires, une action plus énergique des muscles inspirateurs et en particulier
du diaphragme, tendent bien à compenser cette
pénurie d'air, mais ces efforts infructueux se
font aux dépens de la cage thoracique, dont l'os-
sature est très peu résistante.

3° *Déformation thoracique*. — Voici comment
Lambron décrit cette altération de forme du
thorax : « Les côtes qui forment la partie moyenne
« des parois thoraciques sont plus ou moins
« déprimées ou enfoncées, de sorte que ces arcs
« osseux présentent une incurvation en sens
« opposé à leur courbure naturelle, et le maxi-
« mum de cette incurvation répond à peu près
« au milieu de la longueur de ces os. La partie
« supérieure de la poitrine, le plus ordinaire-
« ment, ne participe en rien à cette déforma-
« tion ; elle garde, au contraire, sa forme nor-
« male, et, si elle semble plus bombée, si les
« côtes paraissent plus saillantes, plus courbées
« en dehors, c'est, dans la plupart des cas, un
« simple effet de contraste, entre la courbure
« naturelle des côtes supérieures et la dépression
« morbide des côtes moyennes. La disposition
« du sternum est en parfaite concordance avec
« celle des parois costales. Fortement enfoncé
« vers la réunion de son tiers inférieur avec son
« tiers moyen, il conserve à peu près sa forme

« normale dans le reste de son étendue. Cepen-
« dant l'incurvation de sa portion inférieure fait
« paraître, par effet de contraste également, sa
« partie supérieure beaucoup plus saillante qu'à
« l'ordinaire. » Il semble qu'un anneau ait fortement serré la poitrine à la réunion de son tiers
moyen avec son tiers inférieur et y ait laissé son
empreinte. Cette déformation caractéristique ne
ressemble en rien aux manifestations thoraciques
du rachitisme, qui peuvent se surajouter dans certains cas, mais qui conservent leur individualité.
Les caractères de la maladie constitutionnelle sont,
en effet, outre des altérations dans d'autres parties du système osseux, en particulier de la colonne
vertébrale, de présenter une double gouttière verticale de chaque côté du sternum et un double
chapelet noueux dû à la saillie des articulations
chondro-sternales et chondro-costales.

Nous avons dit, dans l'historique de l'hypertrophie des amygdales, que Robert attribuait cet
enfoncement des côtes au manque d'équilibre
entre la pression atmosphérique extérieure et la
pression intra-thoracique. Si cet enfoncement avait
lieu dans toute la hauteur de la poitrine, son
explication serait vraisemblable, mais il est inad-
missible que la pression de l'air manifeste son
influence dans un point limité de la poitrine,
toujours le même. Nous préférons, avec beaucoup

d'auteurs, la théorie de Lambron : la déformation thoracique est due aux tiraillements incessants du diaphragme sur les côtes, où il prend ses attaches, et sur le sternum. Ce muscle, comme dans les cas d'œdème de la glotte ou du croup, en un mot lorsqu'il existe un obstacle à la pénétration de l'air dans les voies respiratoires supérieures, produit, en se contractant fortement, le phénomène du tirage et attire les côtes encore très peu résistantes des jeunes enfants et leur imprime le cachet pathognomonique qu'elles conservent.

La déformation thoracique n'est pas la compagne obligée de l'hypertrophie des amygdales ; elle n'est même pas très fréquente. Lambron, dans son rapport, l'a noté trois fois sur trente-deux cas d'esquinancie ; elle indique que les tonsilles sont très volumineuses et que la stenose, qu'elles engendrent, est très accusée.

4° *Gêne de la déglutition.* — Nous avons vu plus haut que les enfants à la mamelle éprouvaient une grande difficulté à garder le sein. Chez les malades un peu plus avancés en âge, il existe de la dysphagie, non pas que les amygdales soient douloureuses, mais parce que tout aliment un peu volumineux ne peut franchir l'isthme du gosier ; d'un autre côté, comme conséquence de l'immobilisation du voile du palais, les liquides refluent parfois par les fosses nasales. Enfin le sens du goût est atténué.

5° *Troubles de la phonation.* — La voix est affaiblie et modifiée dans son timbre. Elle est affaiblie parce que les cordes vocales sont mises en vibration par une moins grande quantité d'air que normalement. Elle est modifiée parce qu'elle prend un caractère de nasillement tout à fait spécial et qu'il suffit d'avoir entendu une fois pour en reconnaître facilement la cause. Sa tonalité est élevée. On rapporte que Roux enleva à un ténor, en même temps que les amygdales, deux belles notes du haut.

6° *Coryzas, bronchites, toux, blépharites, angines glanduleuses, amygdalites à répétition.* — Toutes ces manifestations catarrhales forment le cortège habituel d'une hypertrophie un peu volumineuse et dont le début date d'un certain temps. Evidemment les états constitutionnels, et en particulier la scrofule, qui tiennent sous leur dépendance l'esquinancie, fournissent leur appoint dans l'éclosion de ces divers phénomènes, ils aplanissent en tous cas le terrain sur lequel ceux-ci évoluent ; mais il est aussi certain que l'inflammation qui se produit par continuité de tissus, que la difficulté que l'air éprouve à traverser ses conduits naturels, le défaut de filtration de ce même air, sont des causes suffisantes pour expliquer la juxtaposition de ces maladies à l'affection initiale. Nous n'avons rien à dire de particulier sur chacun de ces états qui se montrent, sauf durant les accès d'amygdalites, avec leurs caractères habituels de chronicité ou de subinflammation. La toux, qui a un timbre guttural spécial, sorte de hemming qui se répète fréquemment, est sous la dépendance du catarrhe bronchique, ou par action reflexe du catarrhe pharyngien, ou bien est due à la titillation de la base de la langue par la luette. La sécheresse et l'ardeur du gosier sont parfois insupportables chez certains enfants qui rejettent, le matin, au réveil, par expuition, des mucosités teintes ou non de sang.

7° *Tuméfaction ganglionaire du cou.* — Cette complication, notée pour la première fois par Dupuytren, est étroitement liée aux amygdalites, dont elle suit les exacerbations et les rémittences. Durs, indolents, au nombre de 2, 3 ou 4, plus ou moins volumineux, les ganglions du cou ont pour caractères essentiels de progresser lentement ; très rarement ils sont le siège de phénomènes aigus, mais, petit à petit, ils deviennent un peu douloureux et tendus, la suppuration s'établit. Ils ont alors l'allure et la marche des abcès froids, dont on connaît la désespérante lenteur à la cicatrisation. Cette complication, même poussée à son degré extrême, est peu grave en elle-même, mais elle ne saurait trouver le médecin indifférent ; ce n'est pas, en effet, un médiocre chagrin pour une jeune femme, et surtout pour une jeune fille, de

porter au cou des abcès fistuleux et consécutivement des cicatrices indélébiles, ou même simplement une sorte de chapelet ganglionaire apparent.
Est-il nécessaire d'ajouter que le scrofulisme et le
lymphatisme apportent ici encore leur contingent
de causes prédisposantes ?

8° *Affaiblissement général. — Obstacles au développement physique et intellectuel. — Habitus extérieur. — Facies.* — Une alimentation défectueuse,
ou tout au moins difficile, un sommeil troublé et
peu réparateur, une respiration insuffisante pour
pourvoir aux besoins si essentiels de l'hématose,
sont les trois conséquences qui priment par leur
action nocise tous les autres désordres que peut
occasionner l'hypertrophie amygdalienne. Ces accidents se manifestent, il est bon d'y insister, à un
âge où l'organisme, loin d'opposer de la résistance, nécessite, pour les besoins de la croissance,
l'intégrité de tous ses rouages ; aussi marquent-ils
fortement leur empreinte et ne peuvent-ils exister
longtemps sans entraîner l'affaiblissement, l'éma-
ciation, la cachexie et comme terme prochain, si
on n'intervient pas, une issue funeste. En outre,
la surdité cause l'arrêt de développement des
facultés intellectuelles et entrave l'éducation et
l'instruction et tient à cet égard les enfants dans
un degré d'infériorité marquée par rapport à ceux
de leur âge. Le tableau du facies et de l'habitus

extérieur d'un petit malade, porteur, depuis un certain temps, d'amygdales volumineuses, est caractéristique et nous allons essayer de l'esquisser : la taille est plus petite que ne le comporte l'âge, les membres sont grêles, la poitrine étroite ; la tête, portée en avant par une incurvation de la colonne vertébrale, est parfois inclinée de l'un ou de l'autre côté de l'épaule ; le cou est augmenté de volume par la présence de ganglions sous-maxillaires tuméfiés ; la mâchoire souvent prognathe, les dents mal rangées, le nez rétréci ; la bouche entr'ouverte, donnant une haleine fétide ; la figure exprime un air inintelligent et hébété ; l'oreille est dure, la parole faible, gutturale, souvent difficile et se faisant longtemps attendre ; la démarche est gauche, l'air timide. Ce tableau, déjà peu favorable, devient encore plus sévère si le lymphatisme et la scrofule apportent l'appoint de leurs manifestations habituelles : catarrhe des muqueuses palpébrales et auriculaires, lèvres volumineuses et fendillées, etc., etc.

Pronostic. — L'hypertrophie des amygdales ne comporte pas par elle-même un pronostic grave, mais celui-ci peut devenir sérieux par les conséquences que nous venons de décrire. L'adulte n'éprouve guère, le plus souvent, que de la gêne de la déglutition et de la phonation. L'enfant, au contraire, sans parler de la coqueluche qui,

évoluant dans le cours d'une hypertrophie amygdalienne, a provoqué, d'après les observations de
Dupuytren et Blache, une issue funeste, sans parler des lésions de la carotide, dues, au dire de
Chomel, à la suppuration des ganglions sous-
maxillaires, l'enfant, disons-nous, peut être atteint
gravement dans sa santé et son avenir. Cette maladie, dont les exacerbations sont fréquentes et les
récidives nombreuses à la suite des meilleurs traitements, doit nécessairement être l'objet de soins
attentifs de la part du médecin, dont l'intervention,
en temps utile, améliorera et même guérira le plus
souvent une surdité avancée et redonnera à la cage
thoracique son intégrité de forme et de dimensions.

Diagnostic. — Il est si facile de reconnaître
l'hypertrophie des amygdales que nous n'aurions
pas pensé à ouvrir même ce paragraphe, s'il ne
nous avait paru intéressant de mentionner une
maladie qui, par sa marche, son allure, ses symptômes fonctionnels, ses complications, son étiologie,
le facies et l'habitus extérieur qu'elle imprime aux
malades; n'avait la plus grande analogie avec celle
qui nous occupe. Nous voulons parler de l'hypertrophie du pharynx nasal et de la glande de
Luschka, affection bien connue aujourd'hui et qui
fit l'objet d'une très intéressante communication à
l'Académie de médecine en décembre 1888, par le
docteur R. Blache. Dans les deux cas, il existe,

ce qui produit la similitude des accidents, un obstacle à la libre circulation de l'air dans les premières voies respiratoires, le siège seul est différent ; pour l'un, il est dans le pharynx supérieur, pour l'autre dans le gosier. Mais, il est facile de reconnaître les deux affections ; l'hypertrophie des amygdales est aisément perceptible à la vue, l'hypertrophie pharyngienne l'est par le toucher ou à l'aide du rhinoscope.

Les deux affections peuvent exister simultanément et comme leurs modalités symptomatiques présentent, comme nous venons de le dire, la plus grande similitude, ce n'est que par l'exagération même des signes fonctionnels que l'attention sera amenée à rechercher l'une et l'autre de ces deux affections. Nous n'avons point, dans nos observations, d'exemple de leur coexistence chez le même malade ; mais, il est très vraisemblable, étant donné la parité étiologique, que l'hypertrophie du pharynx nasal puisse être influencé aussi heureusement par un traitement sulfureux approprié que le sont les amygdales palatines volumineuses.

Le lymphadénome des amygdales pourrait être, à première vue, pris pour une hypertrophie simple ; mais, la coexistence dans d'autres parties du corps de masses ganglionaires volumineuses mettra vite sur la voie du diagnostic.

Le cancer se différenciera par sa marche, sa

situation unilatérale, l'âge du sujet et son état général, sa rareté, enfin l'efficacité du traitement.

Traitement. — La thérapeutique de l'hypertrophie tonsillaire est remarquable par la variété des moyens dont on a usé contre elle ; les uns, les plus nombreux, sont absolument délaissés aujourd'hui ; par les autres, notre intention est de choisir les plus usités pour en faire l'objet d'une courte description, de montrer d'une part leur opportunité et même leur indispensable utilité dans certains cas déterminés, et, d'un autre côté, d'insister sur les inconvénients dont ils sont surtout reprochables, enfin de décrire, avec quelques détails, le traitement par les douches pharyngées sulfureuses, traitement qui est l'objet de ce travail et dont les résultats heureux ne sont pas, d'après nous, assez connus.

A. *Traitement général ou interne.* — L'iodure de potassium, le sirop d'iodure de fer, l'huile de foie de morue, l'hydrothérapie, les eaux sulfureuses intus et extra, l'exercice, la vie au grand air, sont des remèdes et des moyens hygiéniques universellement conseillés contre l'hypertrophie tonsillaire, soit seuls, soit conjointement avec une médication locale. On les prescrit en dehors de toute manifestation scrofuleuse ou lymphatique appréciable, à plus forte raison quand ces diathèses tiennent l'esquinancie sous leur dépendance, et quand elles ont imprimé à l'organisme leur cachet de déchéance et de débilité constitutionnelles. Les bienfaits d'une semblable médication se montrent d'une façon lente, mais ils sont, en général, d'autant plus durables qu'ils se sont faits plus longtemps attendre. Ce traitement agit sur l'hypertrophie à la longue, mais il a l'indiscutable avantage, en redressant les forces, de s'opposer aux récidives et à l'expansion de volume des tonsilles.

B. *Traitement médical.* — Il consiste à porter sur l'organe malade ou à mettre en contact avec lui des substances irritantes qui ont pour mission non d'en opérer la résolution, mais d'en arrêter la marche croissante et surtout d'empêcher la répétition des angines. C'est le traitement, comme on le voit, de début, alors que l'amygdale n'a pas acquis un gros développement, alors qu'elle n'a pas subi, dans son tissu, des transformations définitives. Lasègue, dans son traité des angines, préconise ce traitement, en insistant sur son emploi persévérant durant trois ou quatre mois et sa répétition plusieurs fois par jour. Il se proposait ainsi de gagner du temps, et en limitant l'ampliation des tonsilles, d'atteindre l'âge de la puberté, qui tend plutôt à guérir qu'à accroître cette affection. Ainsi, on emploie les gargarismes fortement alumineux, les gargarismes au borax ou au chlorate de potasse, les badigeonnages de teinture d'iode plus ou moins concentrée, les cautérisations au nitrate d'argent, les insufflations de poudre de tannin, d'alun. Lasègue conseillait, de préférence, d'enduire le bout du doigt indicateur d'une couche de miel, de le plonger dans de la poudre d'alun, de l'introduire dans la bouche du malade et de frictionner ainsi les glandes. Si l'alun restait inefficace, il employait l'iode métallique en pâte :

> Iode métallique. . . . . .   1 gramme.
> Poudre de talc. . . . . .   2 grammes.
> Miel . . . .   q. s.

et s'en servait comme plus haut ; en outre, il prescrivait de boire quelques gorgées d'eau pour enlever la saveur métallique que l'on connaît. Il était persuadé que, par ce traitement longtemps suivi et tout en laissant les choses en l'état, les amygdales ne sont plus le siège de poussées fluxionnaires qui provoquent leur accroissement de volume. En un mot, c'est un traitement de la période du début et surtout de temporisation.

C. *Ignipuncture.* — L'ignipuncture est une méthode de traitement qui consiste à introduire dans le tissu glandulaire des pointes chauffées au rouge, de façon que l'eschare qui en résulte, une fois éliminé, il se développe en tissu inodulaire cicatriciel, rétractile, qui diminue le volume de la tonsille au point de la rendre normale si le nombre des piqûres a été suffisant. Ce procédé est aujourd'hui assez souvent employé. On se sert soit du thermo-cautère, soit, et de préférence, du galvano-cautère, qui a l'avantage de cacher aux petits opérés la vue du fer rouge. Les séances doivent être espacées de six à huit jours, dans chacune d'elles on fait trois ou quatre pointes de feu. Cette opération, renouvelée deux ou trois fois en moyenne, rend le plus souvent à l'amygdale son volume normal.

Le traitement interne ayant échoué, dans quel cas donnera-t-on la préférence, à l'ignipuncture sur la tonsillotomie? Quand l'amygdale présente la disposition enchâtonnée, lorsque son volume est trop considérable pour entrer dans l'anneau de l'amygdalotome, quand on a du temps devant soi, c'est-à-dire quand les désordres produits par la maladie ne sont pas immédiatement inquiétants, en un mot quand il n'y a pas péril en la demeure ; on devra encore la préférer quand on opère dans un milieu nasocomial. Bien qu'à sa suite le malade ne soit pas à l'abri tout à fait de toute contagion, diphthérique par exemple, elle offre cependant plus de sécurité sous ce rapport que l'excision qui, par sa plaie béante, ouvre une large porte à la conta-mination.

Ses avantages principaux sont de ne pas pro-voquer d'effusion sanguine, de mettre les opérés à l'abri des récidives, de ne pas supprimer la glande, qu'à notre avis il est important de conserver, même modifiée dans son tissu, à cause de ses fonctions hématapoétiques chez des malades qui déjà sont fortement débilités, et aussi parce que sa disparition brusque peut amener des changements notables dans la voix, comme cela s'est produit pour le chanteur dont Roux a rapporté l'observation.

Ses inconvénients sont, en premier lieu, une légère douleur, non pas immédiate, mais consécutive, variable suivant les individus, douleur qu'on a essayé de diminuer, il est vrai, en pratiquant l'anesthésie locale, mais qui subsiste parce que celle-ci n'est que superficielle ; ensuite la répétition de séances auxquelles se soumettent difficilement les enfants ; enfin, cette opération détermine parfois de l'inflammation. Ces objections sont importantes dans la médecine infantile, où à l'indocilité bien compréhensible des petits opérés s'ajoute parfois la complicité des parents.

D. *Amygdalatomie.* — Cette opération, qui a pour elle un grand nombre de partisans, se fait soit avec le bistouri, soit et principalement avec l'instrument de Fahnestock. Elle présente, sur tous les autres procédés thérapeutiques, l'indiscutable avantage d'être expéditive. Nous avons vu que sur l'hypertrophie tonsillaire peut se greffer telle complication comme la coqueluche, par exemple, qui, en menaçant la vie, nécessitait l'ablation immédiate des glandes. A ce compte, l'excision peut seule rendre l'éminent service de conjurer le péril. Mais, ses inconvénients sont multiples : elle peut provoquer des hémorrhagies le plus souvent peu importantes, parfois inquiétantes, dans certains cas mortelles. Celles-ci se produisent au moment de l'opération ou quelque temps après, 12, 24, 48 heures. Leur abondance est en rapport avec la nature des vaisseaux sectionnés dont les anomalies de direction sont loin d'être rares et avec la constitution hémophile du malade. On a vu, à la suite de mouvements intempestifs du patient, l'instrument blesser les parties environnantes, voile du palais, langue, muqueuse pharyngienne. Souvent il y a repullulation après l'opération, on cite des cas où on a dû intervenir jusqu'à cinq fois, la plaie peut être la porte d'entrée d'agents de contage, enfin la position décline des amygdales, leur volume, leur forme offrent souvent une impossibilité ou tout au moins une grande difficulté à l'excision.

Traitement par les eaux thermales sulfurées. — Cette médication répond aux trois indications thérapeutiques de l'hypertrophie tonsillaire : 1° Résoudre l'engorgement. 2° Combattre les états généraux, scrofulisme et lymphisme, qui déterminent la pathogénésie des grosses amygdales ou tout au moins pourvoient à leur entretien.

3° Assurer la guérison de complications qui peuvent se perpétuer malgré la suppression de la cause qui leur a donné naissance.

1° *Traitement local.* — Nous avons étudié plus haut la disposition et l'installation des salles de pulvérisation à Luchon, nous avons vu que l'eau servant à alimenter les appareils provenait de la source Reine qui, par ses propriétés de stabilité et de haute température, était éminemment propre à ce genre d'emploi, qu'elle possède 53° de température à son griffon et 33 à 35° après son brisement, c'est-à-dire, quand elle est à l'état d'eau poudroyée, qu'elle ne subit de changement dans sa composition qu'à ce moment, autant dire quand elle touche les parties malades, ce qui la rend plus efficace qu'une eau qui aurait déjà souffert un certain degré d'altération. Nous avons vu que, grâce à une pompe foulante, nous tenions à notre disposition une pression de trois à quatre atmosphères, force très suffisante pour tous les cas morbides ; nous avons décrit les appareils à douche munis de robinets qui permettent de limiter à volonté le volume d'eau minérale et, partant, sa force de percussion.

La douche amygdalienne nécessite un petit apprentissage, surtout pour les enfants, qu'il est absolument indispensable de surveiller pour qu'ils ne reçoivent pas le jet sur l'une ou l'autre partie de la bouche, à l'exclusion de l'organe qui doit être spécialement atteint. Voici comment on procède : Le malade, convenablement assis, recouvert d'un vêtement vernissé ou ciré, qui a pour objet de laisser écouler, sans le souiller, l'eau de vidange, ouvre modérément la bouche, la langue aplatie le plus possible ou disposée en bateau, en gouttière, proférant de temps à autre les lettres A ou E, ou bien encore effectuant de larges inspirations, reçoit alternativement sur chacune des amygdales la douche brisée ou non. Les séances de traitement actif, car des temps de repos sont nécessaires pour éviter la fatigue, sont de 15 à 20 minutes. Mais, nous conseillons à nos malades d'arriver progressivement à cette durée ; chez les enfants, spécialement, nous commençons par une séance de 6 à 7 minutes, que nous prolongeons graduellement. Nous observons la même prudence dans le mode d'emploi de la douche, la première est donnée avec la palette, les subséquentes avec le tamis, qui fournit un jet filiforme dont on obtient les meilleurs résultats, et on termine par le jet direct. Ces précautions sont dictées par la crainte de provoquer une amygdalite aiguë ou subaiguë, qu'un traitement trop intensif ne manquerait pas de développer, avec perte de temps comme conséquence.

Toutes ces prescriptions, hâtons-nous de le dire, n'ont rien d'absolu, elles sont variables comme les

malades eux-mêmes et sont assujetties à une foule
de considérations dictées par l'âge, la susceptibilité
individuelle, l'état local, etc. C'est au médecin
consulté, en définitive, à donner au traitement
l'allure qu'il juge opportune et utile.

La durée totale du traitement est encore plus
variable et tient à diverses causes que nous allons
indiquer. En général, la résolution a lieu la première saison, au bout de 25 à 3o jours ; il est
d'autres cas où une seconde cure de même durée
devient nécessaire. Cette différence d'action tient
d'abord, selon nous, à la nature même de l'engorgement. Quand les amygdales sont molles,
friables, quel que soit d'ailleurs leur volume, elles
sont plus facilement et plus rapidement réduites
que celles qui sont dures, à consistance fibreuse.
Elle tient à l'état des amygdales. Tout traitement
antérieur par l'ignipuncture, par les cautérisations, etc., rend très difficile la résolution et nécessite tout au moins une très grande persévérance.
Elle tient enfin aux malades qui suivent plus ou
moins bien les prescriptions.

En vertu de cette action élective qu'ont les eaux
sulfureuses de s'attaquer de préférence à la partie
malade d'un individu, nous favorisons le contact
des amygdales avec l'agent médicamenteux, en
conseillant le gargarisme ou plutôt le bain de
gorge avec une source fortement minéralisée, telle

que la source du Pré n° 1. Enfin, à la suite de la douche générale, dans la baignoire ou dans un cabinet spécial, nous appliquons pendant une minute ou deux une colonne d'eau minéralisée en pomme d'arrosoir sur chacun des deux angles de la mâchoire alternativement, produisant ainsi une révulsion périodique sur ces deux régions qui correspondent aux amygdales. L'expérience a démontré le bien-fondé de cette pratique.

La tonsille une fois revenue à son volume normal, on est en droit de se demander comment s'est opérée cette résolution. Est-ce l'effet de cette espèce de massage de la douche pulvérisée sur la glande? Peut-on comparer cette action à ce qu'on observe, par exemple, sur une articulation engorgée dont on obtient la résolution et l'intégrité à la suite du massage ordinaire?[1] N'y a-t-il là qu'un fait purement mécanique? Ne se passe-t-il pas au

1. Cette idée de masser les amygdales pour amener leur dégorgement a été mise en pratique par le Dr Quinart. On lit, en effet, dans l'*Union médicale* de juin 1879: « Dans le cas d'hypertrophie non inflammatoire des amygdales, le Dr Quinart recommande le massage des glandes hypertrophiées, suivi d'un gargarisme aluminé. On plonge l'index mouillé dans de l'alun en poudre, et on le porte directement sur l'amygdale pour la comprimer et la malaxer. Cela fait, le malade se gargarise avec un liquide émollient ou aluminé, et au bout de 2 ou 3 jours il réussit à pratiquer le massage lui-même. L'auteur affirme que, grâce à l'emploi de ce moyen, on peut réussir à diminuer le volume des amygdales hypertrophiées et à en éviter l'ablation ».

sein de la glande des phénomènes chimiques par absorption des principes minéralisateurs? La circulation n'est-elle pas plus active? Cette circulation n'entraîne-t-elle pas les corps déjà formés qui encombraient les vésicules closes? Ce sont des hypothèses auxquelles il ne nous est pas permis de répondre.

2⁴ *Traitement général.* — L'expérience a démontré que le soufre avait une action réelle et une efficacité incontestable sur certains états constitutionnels, tels que le lymphisme et le scrofulisme et sur leurs conséquences morbides.

« Les affections nées sous l'empire de ces états
« constitutionnels, dit le docteur Lambron dans
« son ouvrage si complet,[1] sont modifiées d'une
« manière très remarquable par les eaux sulfurées
« chez les personnes de tout âge, mais princi-
« palement chez les enfants et les jeunes gens ».
Et plus loin, en parlant des principales manifestations de ces diathèses : « Mais, quelle que soit
« celle de ces maladies qu'on ait à traiter, on ne
« la voit marcher vers une guérison franche que
« lorsqu'elle est précédée ou tout au moins
« accompagnée d'une amélioration notable de
« l'état général. C'est pour cette raison que la
« plupart de ces affections, de longue durée d'ail-

---

1. *Les Pyrénées et les eaux sulfurées de Bagnères-de-Luchon,* T. 1, pages 365 et 366.

« leurs, ne guérit bien qu'après le traitement bal-
« néaire, et c'est contre ces maladies qu'on voit
« l'action prolongée des eaux montrer toute sa
« puissance et son efficacité ».

La qualité maîtresse de cet agent médicamenteux est l'excitation qui se manifeste sur tous les
appareils avec une prédominance d'action, une
électivité remarquable sur les organes malades et
qui se traduit, à nos yeux, de mille manières différentes sur la peau, les muqueuses, dans les
émonctoires, dans le système circulatoire, etc.
C'est cette propriété, cette force, que l'on met en
usage contre les tempéraments atoniques, froids,
sans ressort des scrofuleux et des lymphathiques,
s'il existe des constitutions qui endurent malaisé-
ment un traitement trop énergique. Rien de tel
à craindre dans le cas présent. Ces malades
supportent merveilleusement les sources les plus
minéralisées et les plus excitantes. Donc les bains,
les douches générales, la boisson sont ici très
indiquées. Sous l'influence de cette médication
et des conditions hygiéniques nouvelles au milieu
desquelles le malade est placé, sous l'influence de
l'exercice, du grand air, on assiste au relèvement
général des forces et à la disparition des phénomènes morbides coexistants. Pour obtenir ce
résultat, nous nous en tenons le plus souvent à ce
traitement sulfureux et à cette hygiène, mais il est

des cas où il sera bon de continuer l'usage des iodures, des ferrugineux et de l'huile de foie de morue.

3° *Traitement des complications.* — La thérapeutique des coryzas, des angines et des bronchites symptomatiques, de l'engorgement des amygdales, est la même que celle que nous étudierons dans des chapitres spéciaux; nous n'y reviendrons pas. La surdité, quand elle ne date pas d'un trop long temps, se trouve généralement améliorée par la résolution même des tonsilles. On combattra la déformation thoracique par l'exercice, par la gymnastique générale et pulmonaire, par des ascensions dans la montagne proportionnées à l'âge du sujet. Le séjour de Luchon se prête admirablement à cette dernière pratique. Enfin, la tuméfaction ganglionaire, grâce au traitement général, disparaît le plus souvent assez vite.

Si, en terminant, il nous était permis de comparer ces divers traitements entre eux et de les apprécier, nous dirions que la médication interne a sa place marquée dans toute bonne thérapeutique de l'hypertrophie tonsillaire, quelle que soit la période de son évolution et quel que soit l'état constitutionnel du malade, et qu'elle devient absolument obligatoire quand celui-ci offre une très mauvaise santé générale. Le traitement médical, traitement du début de l'affection, ne gué-

rit pas, mais suivi avec persévérance, peut conduire sans encombre jusqu'à l'âge de la puberté,
moment ou l'engorgement peut disparaître de
lui-même. L'ignipuncture, malgré ses imperfections (quand on se décide à une opération et
qu'on a décidé les parents de l'enfant), doit être
préférée à l'amygdalotomie, qui est surtout un
procédé de nécessité, c'est-à-dire qu'elle ne peut
être remplacée par aucun autre traitement, lorsque les complications sont à ce point menaçantes
qu'elles réclament une intervention immédiate.
Enfin le traitement par les eaux thermales sulfurées, traitement mixte, général et local, présente
de nombreux et incontestables avantages : il ré-
sout l'hypertrophie sans opération (opération qu'il
n'est pas toujours facile de faire accepter par la
famille et surtout par les enfants). Il ne provoque
jamais d'accidents sérieux, il a le grand avantage
de conserver un organe dont les fonctions hémato-
poétiques, de lubrifaction ou même phagocitaires, doivent être très utiles. La seule complication qui puisse survenir, c'est le développement
d'une amygdalite aiguë ou subaiguë dont un peu
de repos a vite raison d'ailleurs. La contre-
indication est l'existence d'angines syphilitiques
ou simplement inflammatoires.

Un des élèves préférés du docteur Blache nous
disait que le médecin de l'Hôpital des Enfants

ne se décidait, dans les vingt dernières années de sa vie, à une opération dans sa clientèle, qu'après avoir fait suivre, durant une ou deux saisons, un traitement dans une station d'eaux minérales sulfureuses, et de préférence à Luchon.

CHAPITRE IX

OBSERVATIONS

Ire OBSERVATION. — HYPERTROPHIE DES AMYGDALES
SURDITÉ

Mlle M., 9 ans, blonde, lymphatique, peau fine, lèvres épaisses, chairs un peu molles, a eu à plusieurs reprises de la blépharite ; souffre de la gorge depuis l'époque de la dentition, elle a eu de fréquentes amygdalites ; elle respirait uniquement par la bouche et produisait en dormant un ronflement très sonore. L'hypertrophie ayant acquis un très gros volume, on eut recours à l'igni-puncture, qui ne fournit pas le résultat qu'on en attendait, puisque c'est pour ses amygdales que Mlle M. vint à Luchon en 1886.

Etat actuel, 22 juillet : la bouche est constamment entr'ouverte, les narines sont resserrées, l'ouïe est un peu dure, état général bon, les amygdales sont très volumineuses, elles se touchent sur la ligne médiane, soulevant devant elles la luette accrue de volume, une traînée blanchâtre et lisse se voit à leur face interne à l'endroit où elles sont en contact, la coloration est normale, on aperçoit des grumeaux caséeux venant sourdre à la surface ; pas de douleurs à la pression, elles donnent au toucher une sensation de résistance, elles sont très dures. L'examen de l'arrière-gorge, bien que difficile, ne donne rien, ainsi que celui du nez ; obnubilation de l'acuité auditive à peu près égale des deux oreilles.

Traitement : Douches avec le tamis, bain, petite douche dans la baignoire sur les extrémités et au niveau de l'angle de la mâchoire.

29 juillet, même traitement ; la douche pulvérisée est remplacée par le jet direct ; après 28 jours de traitement, Mlle M. quitte Luchon dans l'état suivant : les amygdales sont réduites de un quart environ, c'est-à-dire qu'elles ne se touchent plus sur la ligne médiane ; la petite malade respire un peu plus librement, et ronfle moins.

Retour l'année suivante : santé générale très bonne, mais à peu près même état qu'à la fin de la cure, quant à l'hypertrophie ; on recommence le traitement, mais les résultats sont peu appréciables, les amygdales sont néanmoins un peu moins grosses.

Nota. — Il est bien certain que le tissu cicatriciel produit par l'ignipuncture s'est apposé, comme l'eût fait la cicatrice suite d'une excision incomplète, à la résolution absolue des amygdales ; le traitement sulfureux utile au point de vue de la santé générale, a été à peu près impuissant pour l'affection locale.

II⁰ OBSERVATION. — HYPERTROPHIE DES AMYGDALES
ANGINES A RÉPÉTITION. — SURDITÉ

Mme X., 33 ans, blonde, a eu des manifestations arthritiques depuis l'âge de 9 ans ; à cette époque, elle fit une saison à Amélie-les-Bains. Cette dame vient à Luchon en 1880 avec ses trois enfants, dont deux présentent, ainsi qu'elle-même, de l'hypertrophie tonsillaire.

Le père de ces enfants est mort d'un rhumatisme cérébral.

Mme X. souffre presque tous les hivers de la gorge ; chez elle, les angines sont très fréquentes, et c'est pour soigner uniquement ses amygdales qu'elle vient à Luchon.

Etat actuel : tonsilles grosses, violacées, avec cryptes développées et laissant sourdre un dépôt blanchâtre ; luette procidente, pas de phénomènes généraux à noter ; Mme X. quitte Luchon après un traitement de 26 jours, avec une diminution de près d'un tiers de ses amygdales.

M. X., 10 ans, fils de la précédente, rhumatisant, a eu, comme son père, une attaque de rhumatisme cérébral et général, un séton appliqué à la région cervicale donna un excellent résultat ; cette maladie laissa comme trace une rétraction du sterno-cléido-mastoïdien gauche qui fut sectionné par le Dr Saint-Germain, de l'hôpital des Enfants, en 1878.

Cet enfant fut conduit à Bourbonne-les-Bains, trois années durant : 1877, 1878 et 1880, il retira de bons effets comme état général de ces eaux.

Etat actuel : petit, maigre, la tête inclinée de côté, une moitié de la face est plus développée que l'autre ; amygdales hypertrophiées à peu près uniformément ; ce petit malade présente par instant un peu de surdité, il dort la bouche ouverte, avec ronflement. 24 bains et douches, boisson et douche pulvérisée; diminution.

M. X., son frère, 13 ans, n'a jamais été malade ; coryza chronique, surtout de la narine droite, et hypertrophie tonsillaire ; l'examen du nez et de l'arrière-gorge ne donne rien de particulier à noter.

Même traitement que pour le précédent, en plus, irrigation nasale et douche en jet dans la narine malade.

On fut obligé d'interrompre le traitement sulfureux durant quelques jours, pour exacerbation du coryza.

Le petit malade quitte Luchon avec une diminution de plus de moitié de ses tonsilles.

IIIᵉ OBSERVATION. — HYPERTROPHIE DES AMYGDALES

ANGINES A RÉPÉTITION

M. le comte X..., 50 ans, a toujours eu la gorge susceptible, il a eu à plusieurs reprises des amygdalites qui se sont le plus souvent abcédées. La dernière forte esquinancie, qui s'est terminée par trois ou quatre abcès, a eu lieu en juin 1873 ; à la suite de ces accidents répétés, les tonsilles ont acquis un développement exagéré qui ont amené le malade à Luchon, le 2 août 1873.

Etat actuel : M. X... a un état général pas très bon ; il est fatigué ; un peu de susceptibilité d'entrailles ; la luette et les deux amygdales ont doublé de leur volume normal ; ces dernières présentent à la vue des cryptes très anfractueuses et très développées, la coloration est d'un rouge vineux, pas de douleur à la pression, ni spontanée ; la respiration n'est pas gênée.

Traitement : boisson, gargarisme, bains, petites douches en pomme d'arrosoir, principalement sur le cou et au niveau de chaque angle de la mâchoire, douche pulvérisée avec la palette d'abord, puis le tamis, enfin avec le jet d'eau sulfureux directement sur la tonsille.

18 août : diminution légère de la luette et des deux amygdales.

24 août : les forces reviennent ; la muqueuse pharyngienne est plus lisse et moins rouge, la coloration vineuse est beaucoup moins accentuée ; la couleur tend à devenir normale.

30 août : la muqueuse a très bon aspect ; la luette est toujours procidente, les amygdales ont diminué de volume, mais ne sont pas réduites.

Retour à Luchon en 1874, le 27 juin : M. X... a passé un très bon hiver, il n'a pas eu de maux de gorge.

En examinant les tonsilles, on note une très grande amélioration, elles sont notablement diminuées, presque normales, la luette est toujours grosse et procidente, l'amygdale droite est granuleuse et offre des hyatus largement ouverts, mais la coloration foncée, remarquée l'année d'avant, n'existe plus.

Même traitement qu'auparavant.

M. X... quitte Luchon dans un état très satisfaisant.

IVe OBSERVATION. — HYPERTROPHIE DES AMYGDALES

Mademoiselle T. de X..., petite fillette de 6 ans et demi, blonde, bien prise de taille, n'a jamais été malade sauf en 1873, époque à laquelle elle eut une légère angine pultacée, petit à petit et sans qu'on s'en soit aperçu autrement que par un petit embarras à respirer durant la nuit avec ronflement assez accentué, les deux amygdales acquirent un volume qui nécessita un traitement à Bagnères-de-Luchon.

2 juillet 1875 ; état actuel : assez bon état général ; les deux amygdales font saillie et viennent se rejoindre presque sur la ligne médiane, leur forme et leur coloration sont normales.

Le traitement sulfureux se compose de bains, de petites douches sur tout le corps, mais principalement autour du cou en cravate, et au niveau des deux angles de la mâchoire, enfin de douches pulvérisées directement sur l'organe hypertrophié et de gargarismes.

14 juillet : diminution sensible des amygdales ; elle dort maintenant la bouche fermée.

Le 28 juillet, jour du départ, la réduction est dans la proportion suivante : un tiers de diminution à gauche, une moitié à droite.

Retour de la petite malade, le 12 août de l'année suivante, c'est-à-dire en 1876 : les amygdales sont diminuées encore sous l'influence du traitement de l'année précédente et aussi d'un gargarisme bi-quotidien, avec de l'eau sulfurée de Luchon, durant 21 jours ; bon hiver.

Le 21 août : état très satisfaisant; amygdales notablement réduites.

Le 2 septembre, jour du départ : amygdales réduites.

L'année suivante, en 1877, 3ᵉ retour à Luchon : au printemps et sous l'influence de la dentition et aussi d'une légère fièvre scarlatine, l'amygdale droite a subi une légère inflammation et est maintenant un peu hypertrophiée, elle est divisée en deux lobes, c'est surtout le lobe inférieur qui est gros.

Après traitement, c'est-à-dire le 28 août, la tonsille a repris son volume normal.

Vᵉ OBSERVATION. — HYPERTROPHIE. — SURDITÉ DOUBLE
ET ANGINES FRÉQUENTES

Mˡˡᵉ G., 10 ans, a eu des angines fréquentes, depuis six ans elle avait les deux oreilles dures ; l'hiver dernier elle gagna une coqueluche qui la rend tout à fait sourde. C'est à ce moment qu'on s'est aperçu que la surdité était liée à l'hypertrophie des amygdales.

Etat actuel, le 5 août 1881 : petite, frêle, amygdales à peu près uniformément grosses, peu douloureuses, plutôt molles que dures ; surdité des deux oreilles, peut-être un peu plus de l'oreille gauche ; la tête n'est pas déviée ni à droite ni à gauche. Respiration buccale constante ; polype nasal sur le cornet moyen de la narine gauche.

Traitement : Bain, boisson, douche en jet dans la gorge, petite douche générale, gargarisme ; le 13 août : à peu près même état, la petite malade reçoit mal la douche pharyngienne ; continuation du même traitement ; le 21 août, notable amélioration.

Le 31 août, les amygdales sont bien diminuées, bien qu'elles ne soient pas encore revenues à leur volume normal ; la surdité est moins considérable.

VIe OBSERVATION. — HYPERTROPHIE DES AMYGDALES
ET RHUMATISME

Mlle X., 21 ans. Tempérament herpétique ; à l'âge de 12 ans, a eu une première attaque de rhumatisme généralisé ; à la suite d'une fluxion de poitrine, cette même année, saison à Enghien ; par la suite, difficulté à se former ; ses règles s'établirent difficilement et furent très douloureuses ; deuxième atteinte de rhumatisme, douleurs généralisées, principalement dans les poignets et la plante des pieds ; a eu, dès son bas âge, les amygdales volumineuses, celle de gauche a été diminuée par plusieurs tentatives d'amputation, mais présente encore un certain volume.

Etat actuel : les tonsilles sont également grosses ; elles

font saillie et repoussent assez fortement le voile du palais ; les cryptes sont largement ouvertes et on aperçoit, dans leur interstice, une matière jaunâtre ; leur coloration est rouge pâle, leur consistance molle, friable ; les glandes ne sont pas douloureuses, ni spontanément, ni par le toucher. Etat général bon ; cette malade ne présente aucun des phénomènes qu'entraîne le plus souvent l'hypertrophie amygdalienne ; elle réclame des soins non-seulement pour sa gorge, mais aussi et surtout pour ses douleurs rhumatismales.

Résultat : diminution de l'amygdale droite ; celle du côté gauche conserve sensiblement le même volume (c'est elle qui fut amputée plusieurs fois). La malade a suivi très imparfaitement le traitement.

VIIe OBSERVATION. — HYPERTROPHIE DES AMYGDALES DÉFORMATION THORACIQUE

M. R. B., 7 ans. Tempérament lymphathique ; à 4 ans et demi, coqueluche qui a duré six mois; à 6 ans, angine diphthérique, et enfin, fièvre scarlatine quatre mois avant son arrivée.

L'hypertrophie a commencé à être perceptible à la suite de la coqueluche, elle a augmenté depuis.

Etat actuel, 7 juillet 1865 : La bouche est entr'ouverte, hébétude caractéristique, ronflement nocturne, les amygdales molles, grosses, ne sont pas douloureuses, leur coloration est normale ; la poitrine est enfoncée à l'union du tiers moyen avec le tiers inférieur ; élévation du rebord des fausses côtes, essoufflement facile ; chapelet ganglionaire cervical un peu apparent ; douleur sur le trajet du nerf sous-orbitaire droit, mais rien dans le nez, rien dans le pharynx supérieur.

Traitement : Bain Bordeu et Bosquet ; douche Bordeu ; douche pulvérisée, boisson Ferras.

13 juillet : les nuits étant un peu agitées, on conseille de donner le bain et la douche alternativement d'un jour l'un ; douche pulvérisée tous les jours.

22 juillet : les amygdales ont diminué ; bon appétit, prend des forces.

5 août, jour de départ : bon état général, mais la réduction des amygdales n'est pas complète, bien qu'elles soient diminuées.

VIIIe OBSERVATION. — HYPERTROPHIE DES AMYGDALES
ET PHARYNGITE GRANULEUSE

M. J..., 16 ans. Strumeux ; a eu des gourmes dans sa première enfance ; dentition tardive et douloureuse ; depuis 3 ou 4 ans, maux de gorge accompagnés et suivis d'hypertrophie tonsillaire ; depuis 2 ans on frotte les amygdales avec un pinceau imbibé de solution d'alun, sans résultats ; cet hiver, bronchite très tenace et très longue ; à la suite, un demi verre d'Eaux-Bonnes tous les matins ; depuis qu'il a cessé, il tousse durant une heure et demie tous les matins.

Le 10 juillet 1864 : grosses amygdales, luette procidente ; rien dans la poitrine, état général passable granulation pharingienne.

Traitement : boisson, bains, petites douches, douches pulvérisées, gargarisme.

20 juillet : supporte très bien le traitement ; éruptions furonculaires ; Grotte comme bain ; grande douches ; Pré n° 1 et douche pulvérisée.

6 août : amélioration notable de la gorge ; continuation du traitement ; Grotte et Reine comme bains.

10 août : amygdales réduites ; l'amygdale gauche seule est encore grosse à sa partie supérieure, pourtant elle est plus aplatie ; 40 bains, 40 douches.

Les granulations pharyngiennes sont effacées ; il ne tousse plus le matin.

IXe OBSERVATION. — HYPERTROPHIE DES AMYGDALES
GRANULATIONS PHARYNGIENNES

Mlle de C..., 16 ans. Tempérament lymphatique ; mince, fluette, faiblesse générale, sans souffle dans les vaisseaux, rien dans les poumons ; a grandi beaucoup depuis deux ans ; fille de cousins germains ; grosses amygdales depuis son enfance ; dort la bouche ouverte et ronfle.

16 juin 1864 : amygdales grosses, molles ; quelques granulations pharyngiennes ; boisson, bains, petites douches, douches avec le tamis, puis au jet dans la gorge.

27 juin : les amygdales, attaquées par la partie supérieure, ont diminué, mais sensiblement moins en bas ; douche en jet.

11 juillet : amygdales à demi-réduites.

19 juillet, après 28 bains et douches : notable diminution des amygdales, elles présentent, surtout la droite, de nombreuses anfractuosités laissant sourdre du mucus ; les granulations tendent à disparaître.

Retour à Luchon l'année suivante : l'hiver a été assez bon, sauf un peu de toux et de maux d'estomac.

Les amygdales sont restées diminuées de moitié ; les cyptes folliculaires sont également moins apparents ; toujours des granulations pharyngiennes.

Traitement : gargarisme, boisson, bains, douches et douches pulvérisées.

13 juillet : amygdales presque normales, surtout à leur partie supérieure.

24 juillet : amygdales complètement réduites ; encore quelques granulations ; santé générale bonne ; a engraissé sensiblement.

Xᵉ OBSERVATION. — HYPERTROPHIE DES AMYGDALES

Les trois sœurs, Mˡˡᵉˢ de M..., âgées l'une de 8 ans, l'autre de 7, enfin la 3ᵉ de 5 ans ; le père a eu la syphilis deux ans avant son mariage.

30 juillet 1865 : l'aînée, tempérament lymphatique, a été nourrie par sa mère et au biberon ; santé délicate,

maigre ; a de l'hypertrophie amygdalienne qui s'est installée petit à petit, elles sont moyennement grosses.

La cadette, tempérament lymphatique ; a eu, à l'âge de 3 ans, de l'eczéma impétigineux par plaques, aux joues, au corps et sur les membres inférieurs, aujourd'hui complètement disparu ; s'enrhume très facilement et sa toux prend le caractère coqueluchoïde.

Grosses amygdales.

La troisième, quoique d'un tempérament lymphatique, n'a jamais été malade ; mais c'est elle qui présente les amygdales les plus volumineuses, elles se touchent sur la ligne médiane quand on pratique leur inspection et la luette est repoussée et collée sur elles ; même traitement pour les trois sœurs : bains, petites douches sur tout le corps, autour du cou et sur les extrémités, douches pulvérisées.

Le résultat a été différent. Chez la cadette et la troisième, la réduction était à peu près complète après le quatorzième jour du traitement ; l'aînée présente des amygdales moins améliorées.

22 août, jour de départ: la différence subsiste toujours, alors que les plus jeunes malades ont les amygdales normales, l'aînée offre peu de diminution dans les siennes.

Cette famille revient à Luchon l'année suivante ; mais tandis que chez la sœur cadette la guérison se maintient, que les amygdales de la sœur aînée ont plutôt diminué durant l'hiver, la plus jeune revient avec des amygdales encore grosses malgré la réduction à la fin du traitement précédent.

Toutes les trois ont passé un bon hiver.

Traitement sensiblement le même que l'année précédente.

Chez la plus jeune sœur, très beau résultat qui ne s'est plus démenti ; l'aînée offre l'état suivant à son départ : amygdales réduites en largeur, c'est-à-dire encore un peu épaisses d'avant en arrière, l'isthme du gosier est à peu près libre.

Le second traitement a duré du 14 août 1866 au 7 septembre.

XIᵉ OBSERVATION. — HYPERTROPHIE DES AMYGDALES PHARYNGITE CHRONIQUE

M. G., 22 ans. Tempérament herpétique, brun, mince.

Depuis son enfance a été sujet aux amygdalites ; depuis 7 à 8 ans surtout, a quatre ou cinq poussées inflammatoires du côté de ces glandes chaque année.

État actuel, 22 juin 1864 : hypertrophie des deux amygdales qui sont séparées chacune d'elles, en deux lobes bien distincts, par une division profonde.

La muqueuse-pharyngienne présente un état sub-inflammatoire ; rougeur, follicules hypertrophiées surtout sur l'amygdale droite et le pilier postérieur du même côté ; un peu de cuisson et de chatouillement ; hem caractéristique.

Traitement : au début, très modéré, bain et douches de courte durée, principalement autour du cou ; au bout de quelques jours, il commence la pulvérisation avec la palette.

30 juin : l'état sub-inflammatoire a disparu ; douche filiforme sur le pharynx et principalement sur les amygdales.

10 juillet : va très bien ; notable dégorgement des amygdales ; les granulations ont diminué de nombre et de grosseur.

20 juillet : les amygdales ont diminué des deux tiers.

M. G. revient l'année suivante, le 24 juillet.

En quittant Luchon, l'année précédente, il fut pris d'une amygdalite avec trismus ; cet accident passé, tout l'hiver a été excellent, il n'a eu aucune angine ; les amygdales sont encore grosses, quoique diminuées.

Traitement de bains, de douches, de gargarismes, de douche pulvérisée en jet.

9 août : va très bien, amygdales aux deux tiers effacées.

21 août : amygdales réduites aux proportions normales, la gauche semble plus petite que normalement.

M. G. revient une troisième année, le 23 juillet.

Il a passé un très bon hiver ; depuis un mois il sent un peu de cuisson dans la gorge ; il fume beaucoup.

Les amygdales sont telles qu'au départ de Luchon, l'année précédente.

Un traitement sensiblement égal au précédent donne d'excellents résultats pour la muqueuse pharyngienne.

Nota. — M. G. a présenté un phénomène qui n'est pas très rare, nous voulons parler de l'inflammation dont il a eu à souffrir en quittant Luchon. Si, au bout d'un certain temps, le traitement sulfureux confère pour les muqueuses une certaine immunité contre les accidents inflammatoires, pendant le traitement et aussi peu de temps après, les malades se montrent plus susceptibles au froid et aux influences extérieures.

XIIe OBSERVATION. — HYPERTROPHIE TONSILLAIRE ET DIFFICULTÉ RESPIRATOIRE.

M. H. G., 11 ans, présente deux énormes amygdales, molles au toucher, non douloureuses, voix nasillarde, très sujet aux rhumes et aux angines, chapelet ganglionaire cervical, essoufflement continu ; la respiration est très entravée ; elle se fait en plusieurs temps ; le nombre des mouvements respiratoires est accru ; état général peu satisfaisant ; grande maigreur, mais pas d'altération de la cage thoracique.

Arrivée à Luchon le 13 août 1881 ; traitement durant un mois ; l'hypertrophie disparaît petit à petit et insensiblement, ainsi que la gêne respiratoire ; au moment du départ les glandes ont leur volume normal.

XIIIe OBSERVATION. — HYPERTROPHIE TONSILLAIRE. — SURDITÉ.

Mlle M. C., 9 ans, strumeuse ; ganglions cervicaux prononcés et impétigo péri-auriculaire durant des années ; rhumes fréquents et faciles. On ne s'est aperçu de l'hypertrophie des amygdales que par la surdité, qui présente des exacerbations coïncidant avec les poussées inflammatoires. En 1864, bains de mer ; sirop antiscorbutique tout l'hiver ; huile iodée.

Le 19 juillet 1865, jour de l'arrivée, amygdales volumineuses, molles, comme friables, saillantes, mais surtout étalées, écartant fortement les piliers ; surdité, surtout à droite ; la tête est un peu penchée du côté droit, sans toutefois qu'il y ait de rétractation musculaire. Santé chétive et délicate.

Traitement : boisson, bains, douches, douche pulvérisée, gargarisme.

Le 28 juillet. — Amygdales très dégonflées ; continuation du traitement sulfureux avec les sources fortement minéralisées.

9 août. — A très bien supporté le traitement ; les amygdales sont complètement fondues ; quitte Luchon après 25 jours de traitement dans un état local et général très satisfaisant.

TABLEAU RÉSUMÉ D'OBSERVATION D'HYPERTROPHIES TONSILLAIRES

TRAITÉES AUX EAUX THERMALES SULFURÉES DE BAGNÈRES-DE-LUCHON

ANNÉES.	Nos D'ORDRE	Désignation	AGE	MÉDECINS des MALADES.	DÉBUT de la MALADIE.	ÉTAT des AMYGDALES	CONSÉQUENCES de L'HYPERTROPHIE.	COMPLICATIONS.	Trait. Hydrothermal			RÉSULTATS.	OBSERVATIONS.
									Bains	DOUCHES locales	générales		
1853 1854	14	Mr P.	5 ans	MM. Blache. Guersant.	Depuis la naissance. Né après un accouchement très laborieux.	Moyennement grosses.	Rétrécissement du vestibule naso-buco-pharyngien. — Semi-surdité. Douleurs de temps en temps dans les oreilles. — Coryza chronique.	Bégaye un peu.	24 31	» »	20 24	Notable diminution des amygdales ; audition normale ; coryza guéri ; bégaye beaucoup moins.	Les amygdales n'ont pas été entièrement réduites, parce que cet enfant n'a fait que des injections dans les narines. Je n'appliquais pas encore les douches dans la gorge.
1857	15	Général D.	54 ans.	—	Depuis une douzaine d'années.	Amygdale droite volumineuse avec une large cavité folliculaire recouverte d'une bride.	Amygdalite permanente.		30	»	20	Effacement complet de cette amygdale gonflée.	J'ai été obligé de couper la bride placée sous la cavité folliculaire.
1857	16	Mlle B.	11 ans.	—	Depuis l'âge de 7 ans, à la suite d'une angine couenneuse.	Grosses, surtout la gauche.	4 ou 5 fois amygdalites avec accès.	Suppuration des deux conduits auditifs. — Psoriasis derrière les oreilles. — 4 grosses granulations sur la paroi postérieure du pharinx.	30	25	20	Disparition de l'hypertrophie et de la suppuration ; granulations persistantes.	Je n'employais alors les douches d'eau pulvérisée qui paraissent devoir être si efficaces contre les granulations.
1857 1858	17	Mr P.	17 ans.	Bergeron.	Depuis son enfance.	Amygdales excisées.	Surdité incomplète : entend le bruit d'une montre à 1 centimètre pour l'oreille gauche et à 3 ou 4 pour l'oreille droite.	Catarrhe de l'oreille droite ; conjonctivites fréquentes ; psoriasis capitis ; angine percée.	28 31	20 31	8 21	Gorge très-b. ; entend bien de l'oreille gauche ; suppuration de l'oreille droite, tarie seulement la 2e année, mais n'entend de cette oreille la montre qu'à 5 ou 6 centimètres.	En 1856, a pris 21 bains à Cauterets. — Malgré l'ablation des amygdales, il conserva une grande impressionnabilité de la muqueuse pharyngienne.
1857	18	Mr D.	48 ans.	Rayer. Desmarres	Depuis 25 ans.	Amygdales excisées.	Depuis 15 ans, surdité complète de l'oreille droite, incomplète de l'oreille gauche, mais n'entend montre qu'au contact.	Pharyngite et laryngite chronique de nature herpétique ; depuis son enfance psoriasis et eczéma.	37	12	18	Gorge améliorée seulement.	

TABLEAU RÉSUMÉ D'OBSERVATIONS D'HYPERTROPHIES TONSILLAIRES

TRAITÉES AUX EAUX THERMALES SULFURÉES DE BAGNÈRES-DE-LUCHON

ANNÉES	Nos D'ORDRE	Désignation	AGE	MÉDECINS des MALADES	DÉBUT de la MALADIE	ÉTAT des AMYGDALES	CONSÉQUENCES de L'HYPERTROPHIE	COMPLICATIONS	Trait. Hydrothermal Bains	Douches locales	Douches générales	RÉSULTATS	OBSERVATIONS
1858 1859 1860	19	Mr R.	24 ans.	Gubler. Gérardin.	A la suite d'angines fréquentes depuis son enfance.	Amygdale droite excisée par le Dr Mansec, dans le but de dégager la trompe de l'oreille droite et cependant elle reste grosse et criblée de cavités folliculaires	Pharyngite permanente ; coryza continuel avec éternuements fréquents luette longue ; semi-surdité à droite.	Angine granulée ; irritation facile du larynx ; catarrhe de l'oreille droite ; pityriasis capitis assez prononcé.	30 27 33	25 25 30	20 25 28	Hypertrophie et éternuements guéris la 1re année ; catarrhe de l'oreille droite guéri la 2e et audition revenue ; granulations effacées la 3e année ; pityriasis à peine apparent.	La dernière année (1860), il a fait usage de la douche nouvelle d'eau pulvérisée. D'ailleurs il est arrivé à s'administrer et à supporter tellement bien la douche en jet dans la gorge, qu'il la fait revenir à son gré par le nez.
1858	20	Mr C.	36 ans.	Néluton.	Depuis la 2e dentition.	Amygdales excisées il y a quatre ans.	Maux de gorge deux fois par mois ; depuis l'excision, l'amygdalite est plus violente mais elle ne dure que deux jours au lieu de six.	Depuis 8 ans, à la suite d'une blennorrhagie, orchite droite à répétition avec épididymite.	33	24	18	Disparition des amygdalites ; diminution notable de l'engorgement du testicule et de l'épidydime.	
1858	21	Mlle N.	14 ans.	Denusset (Bordeaux).	Depuis la 1re enfance.	Amygdales excisées l'opération fut suivie d'une hémorrhagie assez violente.	Pharyngite qui persiste avec des granulations surtout derrière le pilier gauche la voix est grave et un peu nasonnée.		23	6	8	Sans résultat bien appréciable.	Elle a mal suivi son traitement et n'a voulu prendre que quelques douches.
1858 1859	22	Mlle H.	19 ans.	Guersant.	Depuis son bas-âge.	Amygdales excisées.	Maux de gorge fréquents qui l'obligent à garder le lit ; voix enrouée toutes les fois qu'il fait chaud ou qu'elle se fatigue	L'impression que lui causa l'opération amena des taches de psoriasis léger sur la poitrine et les bras.	28 20	18 20	10 18	Très-bien ; n'a eu qu'une fois mal à la gorge depuis les eaux ; psoriasis disparu.	Mariée en 1859 ; morte en 1860 à la suite d'une fièvre puerpérale.
1858	23	Mr H.	19 ans.	—	Depuis l'âge de 3 ans à la suite d'une suppression de gourme ou croûtes laiteuses pour avoir joué dans une mare d'eau.	Grosses.	Luette allongée voix nasonnée ; toux rauque ; rhumes fréquents.	Pharyngite légèrement granulée ; psoriasis aux deux coudes et boutons d'acné au visage ; catarrhe des deux oreilles depuis l'âge de 13 ans.	26	18	22	Taches des coudes effacées ; amygdales très diminuées, ainsi que l'écoulement auriculaire.	Il y a lieu de croire qu'on aurait pu arriver à guérison complète si ce traitement avait été répété pendant une ou deux années.

TABLEAU RÉSUMÉ D'OBSERVATIONS D'HYPERTROPHIES TONSILLAIRES

TRAITÉES AUX EAUX THERMALES SULFURÉES DE BAGNÈRES-DE-LUCHON

ANNÉES	N°s D'ORDRE	Désignation	AGE	MÉDECINS des MALADES	DÉBUT de la MALADIE	ÉTAT des AMYGDALES	CONSÉQUENCES de L'HYPERTROPHIE	COMPLICATIONS	Trait¹ Hydrothermal — Bains	Douches locales	Douches générales	RÉSULTATS	OBSERVATIONS
1858 1859	24	M¹¹e R.	6 ans.	Guersant.	Depuis ses 1res années	Très grosses.	Déformation spéciale de la poitrine; luette longue; rhumes fréquents; lymphatique et bouffi; surdité incomplète; bouche béante.		25 28	15 20	18 22	1re année, amygdales très diminuées; 2e année, complètement réduites; florissante de santé.	
1859	25	Mr D.	13 ans.	Blache.	Depuis sa 1re enfance.	Très grosses, surtout la droite.	Légère déformation spéciale de la poitrine; surdité presque complète l'hiver; bouche béante; facies sans mobilité; santé générale très délicate.	Catarrhe de l'oreille droite, surtout l'hiver; quelques granulations disséminées sur la paroi postérieure du pharynx.	30	20	26	Amygdale gauche revenue à l'état normal; la droite diminuée des trois quarts; entend très bien.	La guérison se compléta dans l'année qui suivit les eaux.
1859 1860	26	Mr G.	11 ans.	Handvogel Trousseau.	Depuis l'âge de 5 ans, à la suite d'une angine couenneuse	Très grosses.	Rétrécissement du vestibule naso-bucco-pharyngien; faiblesse générale, aspect pâle; stature petite et retardée.		30 32	25 28	28 28	Améliorations successives, mais lentes; cependant la guérison est aujourd'hui obtenue.	Il avait passé déjà une saison à Luchon en 1857; s'il a fallu ainsi 3 années pour arriver à guérison, c'est que cet enfant a beaucoup de peine à abaisser la langue et à porter le jet de l'eau minérale jusque sur ses amygdales.
1859	27	Mr M.	11 ans.	Gendrin.	Depuis la 1re dentition.	Grosses.	Maux de gorge fréquents.	Cinq broncho-pneumonies en 6 ans: 1re en 1854, 2e en 1857, 3e en 1858, 4e et 5e en 1859.	30	30	28	Amygdales entièrement réduites en 16 jours de traitement.	
1859	28	Mr F.	23 ans.	de Longeon (Tours).	Depuis l'âge de la puberté.	Grosses, couvertes de mucosités en partie spumeuses, en partie comme du pus; la gauche offrant plusieurs cavités folliculaires		Syphilis; erythème syphilitique de la muqueuse pharyngienne; quelques plaques muqueuses sur la langue.	24	22	20	Rien obtenu.	La syphilis serait une contre-médication à l'emploi de nos eaux jusqu'à ce qu'elle fût guérie.

TABLEAU RÉSUMÉ D'OBSERVATIONS D'HYPERTROPHIES TONSILLAIRES

TRAITÉES AUX EAUX THERMALES SULFURÉES DE BAGNÈRES-DE-LUCHON

ANNÉES	Nᵒˢ D'ORDRE	Désignation	AGE	MÉDECINS des MALADES	DÉBUT de la MALADIE	ÉTAT des AMYGDALES	CONSÉQUENCES de L'HYPERTROPHIE	COMPLICATIONS	Trait. Hydrothermal — Bains	Trait. Hydrothermal — DOUCHES locales	Trait. Hydrothermal — DOUCHES générales	RÉSULTATS	OBSERVATIONS
1859 1860	29	Mˡˡᵉ G.	6 ans	MM. Richet.	Dès la première année.	Grosses	Luette allongée. — Toux rauque à la manière d'un tic non douloureux de la gorge. — Très délicate et très nerveuse.	Herpétisme. — Laryngo bronchite et diarrhée dans l'hiver de 1858-1859, disparues par l'apparition de plaques d'herpès circiné sur l'épaule gauche.	25 25	24 20	14 20	Disparition du psoriasis. — Amygdales fondues; luette normale. — De temps en temps, encore un peu de toux nerveuse.	Deux de ses tantes ont eu une semblable maladie de la peau.
1859 1860	30	Mr C.	10 ans	—	Depuis la première dentition.	Grosses.	Bouche béante. — Semi-surdité; grande impressionnabilité des muqueuses, surtout de la muqueuse bronchique; expectoration grasse et abondante tous les hivers.	Rudesse de la respiration et résonance de la voix au sommet du poumon droit, matité à peine appréciable, point de craquements.	20 26	14 18	14 15	1ʳᵉ année très fortifié; amygdales diminuées de moitié; tousse rarement. — 2ᵉ année, les amygdales sont complètement réduites.	En mai 1859, fut pris d'une fièvre intermittente et cracha un peu de sang. — Guéri en quelques jours avec sulfate de quinine.
1859 1860	31	Mr C.	5 ans	Blache.	Depuis l'âge de 2 ans.	Grosses.	Rhumes faciles et persistants avec expectoration grasse et abondante tous les matins. — Très lymphatique.		25 28	17 12	17 15	Amygdales fondues; très fortifié.	
1859 1860	32	Mr R. de G.	12 ans	Cerise.	Depuis l'âge de 3 ans.	Très grosses; fermant presque complètement l'isthme du gosier.	Légère déformation spéciale de la poitrine. — Bouche béante. Semi-surdité. Rhumes faciles, surtout du nez. Stature peu développée.	Lichen sur les bras et les membres inférieurs.	30 20	14 18	21 18	1ʳᵉ année, amygdales à peine diminuées, mais à mal pris les douches. Lichen réduit à quelques boutons isolés. — 2ᵉ année, amygdale droite fondue, la gauche grosse comme un œuf de caille.	Enfant pusillanime et volontaire. — Se prête mal au traitement.
1859 1860	33	Mr M.	8 ans	Barth.	Depuis l'âge de 2 ans.	Grosses, principalement la gauche.	Bouche entr'ouverte. Semi-Surdité. Délicat.	Angines fréquentes.	14 25	12 22	12 22	1ʳᵉ année, amygdales réduites des 4/5 et angines devenues rares; tient la bouche fermée, entend bien. — 2ᵉ année, amygdales normales; notablement fortifié, quoique ayant grandi beaucoup.	

ANNÉES	N° D'ORDRE	Désignation	AGE	MÉDECINS des MALADES	DÉBUT de la MALADIE	ÉTAT des AMYGDALES	CONSÉQUENCES de L'HYPERTROPHIE	COMPLICATIONS	Bains	Douches locales	Douches générales	RÉSULTATS	OBSERVATIONS
1859	34	Mr F.	22 ans.	Spitzer. (Marseille).	Depuis 2 ans, par excès de fumer.	Grosses.		Pharyngite granulée ; poussées d'urticaire aux doigts des mains et quelquefois à ceux des pieds.	30	25	21	Amygdales très bien réduites ; un petit nombre de granulations persistent dans le pharynx.	Les eaux du Vernet, prises l'an dernier, avaient fait du bien à l'état général ; mais il n'avait pas fait usage des douches locales et générales.
1859	35	Mr L.	12 ans.	Blache.	Depuis l'âge de 6 ans, à la suite d'une angine couenneuse.	Grosses.	Délicat. Tousse tous les hivers.	Granulations sur les deux piliers antérieurs ; respiration un peu moins pure au sommet du poumon droit.	24	24	20	Amygdales réduites ; n'a presque pas toussé l'hiver suivant.	Avait pris les bains de mer pendant 9 années consécutives sans grand résultat.
1860	36	Mlle de M.	22 ans.	Galy. (Périgueux).	Depuis 2 ans, à la suite d'une angine couenneuse grave.	Grosses.	Maux de gorge très fréquents et qui se prolongent pendant 8 ou 10 jours.	Scrofule ; chlorose ; herpétisme (croûtes laiteuses dans son enfance), aujourd'hui pityriasis capitis ; névralgies erratiques.	30	24	18	A demi-réduites.	Prend mal les douches ; ne sait pas abaisser suffisamment la langue ; a pris les bains de mer depuis 4 ans pour son état général, sans grande amélioration.
1860	37	Mr C.	9 ans.	Oré. (Bordeaux).	Depuis la 1re enfance à la suite d'amygdalites, de pharyngites et de faux croup.	Grosses.	Bouche béante. — Semi-surdité ; n'entend la montre qu'au contact. — Tousse presque toujours et le soir par crises.		30	28	28	Amygdales fondues et très rapidement.	
1860	38	Mr C.	10 ans.	Vernois.	Depuis l'âge de 7 ans, à la suite de scarlatine.	Volumineuses.	Développement physique en retard.		28	28	28	Fondues.	
1860	39	Mr d'A.	11 ans.	Blache.	Depuis l'âge de 2 ans, à la suite de rougeole.	Grosses.	Surdité incomplète, mais assez prononcée, avec rougeur au fond du conduit auditif. — Enrouement facile. — Développement physique retardé.	Pharyngite granulée ; impétigo à la nuque l'hiver dernier.	26	26	24	Amygdales dégonflées : entend bien. — Quelques granulations persistent seulement à gauche.	Il a pris les bains de mer à 3, 6, 8 ans sans grand avantage.

TABLEAU RÉSUMÉ D'OBSERVATIONS D'HYPERTROPHIES TONSILLAIRES

TRAITÉES AUX EAUX THERMALES SULFURÉES DE BAGNÈRES-DE-LUCHON

ANNÉES	Nº D'ORDRE	Désignation	AGE	MÉDECINS des MALADES.	DÉBUT de la MALADIE	ÉTAT des AMYGDALES	CONSÉQUENCES de L'HYPERTROPHIE	COMPLICATIONS	Trait.t Hydrothermal Bains	DOUCHES locales	DOUCHES générales	RÉSULTATS	OBSERVATIONS
1860	40	Mr F.	13 ans.	Poux de Bat (Bordeaux).	Depuis l'âge de 18 mois.	Extrêmement grosses.	Déformation de la poitrine ; gêne de la respiration ; délicat, grêle et de petite taille.	Pendant le traitement hydro-thermal, poussées d'impétigo dans le nez, sur la lèvre supérieure et dans l'oreille.	28	28	25	Amygdale droite très diminuée, la gauche à peine ; je suis autorisé à croire que la 1re a été seule bien frappée par la douche.	A l'âge de deux ans, on a voulu lui exciser les amygdales, mais il a été pris de convulsions.
1860	41	Mlle P.	6 ans.	Daran (Pau).	Depuis la 1re dentition.	Grosses.	Santé générale délicate.	Légère pharyngite granulée.	15	24	»	L'amygdale droite à demi-fondue, la gauche au tiers seulement.	N'a pas suivi un traitement bien complet.
1860	42	Mr F.	17 ans.	Blache.	Depuis la puberté.	Assez grosses.	Stature élevée ; très délicate ; maux de gorge fréquents par le froid humide.	Pharyngite granulée ; un peu de pityriasis capitis.	30	28	25	Amygdales complètement réduites ; granulations presque entièrement effacées.	
1860	43	M. M.	25 ans.	Blache.	Depuis quelques années.	Grosses.		4 ou 5 grosses granulations et 2 petites sur la paroi postérieure du pharynx ; 2 petites ulcérations sur la cloison du nez à l'entrée des narines.	31	25	24	Amygdales fondues ; une seule granulation persiste à droite de la luette ; ulcérations nasales non guéries.	Son père est mort, il y a 15 ans, d'une laryngite chronique.
1860	44	M. le Vte de C.	48 ans.	Blache.	Depuis l'âge de 23 ans, à la suite de fréquents maux de gorge qui revenaient tous les 15 ou 18 mois, et duraient 9 jours, quelquefois quinze.	Moyennement grosses, mais très rouges	Pharyngite chronique ; érythème œdémateux des piliers ; luette allongée et œdématiée.	Quelques granulations sur les piliers.	22	22	22	Gorge généralement mieux ; pilier postérieur gauche encore un peu gonflé ; granulations très aplaties.	On a essayé, mais en vain, de combattre ses angines chroniques par tous les moyens connus : sangsues, gargarismes, vomitifs, cautérisations, etc., etc.
1860	45	M. D.	32 ans	Ossian Henry.	Depuis 4 ans.	Moyennement grosses, mais très rouges.	Pharyngite chronique ; luette allongée, rouge et un peu œdémateuse ; réveillé souvent par le besoin de tousser ; fatigue générale.	Laryngite tous les hivers.	28	28	28	Amygdales affaissées ; muqueuse pharyngienne bien ; pilier postérieur gauche encore un peu œdémateux.	Il a pris les Eaux-Bonnes pendant l'été de 1859, s'en est bien trouvé ; mais, pendant l'emploi de ces eaux, il lui est survenu au front une éruption considérable qui a mis 6 mois à disparaître.

TABLEAU RÉSUMÉ D'OBSERVATION

TRAITÉES AUX EAUX THERMALE

ANNÉES	Nᵒˢ D'ORDRE	DÉSIGNATION	AGE	DÉBUT de la MALADIE	ETAT des AMYGDALES	ANTÉCÉDENTS
1863	46	Mˡˡᵉ de S.	12 ans.	A 3 ans	Grosses.	Tempérament lymphatique. De 3 à 6 ans, a eu toutes les maladies de l'enfance : ophthalmie, diphthérie, diarrhée, coqueluche, est restée très petite malgré l'exercice ; armes, gymnastique, massage.
1863	47	Mˡˡᵉ M.	19 ans.	A 7 ans.	Grosses.	Rachitisme ; taille tournée ; née d'une mère délicate de 17 ans ; fluxion de poitrine ; érithème noueux ; Pityriasis capitis ; époques menstruelles très fréquentes.
1863	48	Mʳ L. P.	11 ans 1⁄2.	A 3 ans.	Grosses.	Tempérament lymphatique ; bronchites nombreuses ; rhinites fréquentes et tenaces ; Coqueluche en 1858.
1863	49	Mᵐᵉ V.	66 ans.	Depuis son enfance.	Moyennes.	Angines fréquentes ; abcès ; trismus ; 7 enfants qui présentaient de l'hypertrophie et sujets aux mêmes angines ; gros embompoint ; rien au cœur.
863	50	Mʳ C.	24 ans.	Depuis son enfance	Grosses	Syphilis ; plaques muqueuses ; esquinancie très forte, qui nécessite l'ablation de l'amygdale gauche, l'année précédente.
1864	51	Mˡˡᵉ L.	14 ans.	Epoque de la dentition.	Grosses.	Très lymphatique ; rhinite ulcéreuse rebelle ; non réglée.
1864	52	Mʳ L	25 ans.	Petit à petit.	Amygdale droite surtout gross.	Arthritique ; Eczéma aux bourses et haut des cuisses. Hémorroïdaire.

SULFURÉES DE BAGNÈRES-DE-LUCHON

| COMPLICATIONS | Traitement Sulfureux | | | RÉSULTAT | OBSERVATIONS |
	BAINS	DOUCHES locales	DOUCHES générales		
S'enrhume facilement ; respiration un peu diffi- cile.	35	34	28	Amygdales diminuées de moitié.	
Très grande faiblesse.	28	28	24	Diminution de moitié.	Hemophile, fille d'hemophile. On a re- culé devant l'am- putation des amygdales.
Maux de Gorge. Demi-Surdité.	28	28	26	L'amygdale gauche ré- duite ; la droi- te à moitié.	
Pharyngite chronique.	27	27		Les deux amygdales sont réduites.	La pharyngite a été aussi améliorée. Elle crache moins le matin.
Douleur des amygda- les ; surtout de celle qui a été coupée.	33	25	33	La droite est diminuée de moitié. La gauche n'a pas sensible- ment changé.	L'amygdale gauche répullulée reste dans l'état normal ; traitement syphiliti- que simultanément.
Petite ; délicate.	23	23	23	Les amygda- les sont dimi- nuées et amé- lioration de la rhinite, qui disparaît l'hi- ver.	Retour l'année sui- vante. Réduction des amygdales.
Pharyngite chronique. amygdalites fréquentes.	34	34	24	Amygdale droi- te diminuée, mais non revenue à son état normal.	

TABLEAU RÉSUMÉ D'OBSERVATIONS D'HYPERTROPHIES TONSILLAIRES

TRAITÉES AUX EAUX THERMALES SULFURÉES DE BAGNÈRES-DE-LUCHON

ANNÉES	Nᵒˢ D'ORDRE	DÉSIGNATION	AGE	DÉBUT de la MALADIE	ÉTAT des AMYGDALES	ANTÉCÉDENTS	COMPLICATIONS	Traitement Sulfureux			RÉSULTAT	OBSERVATIONS
								BAINS	DOUCHES locales	DOUCHES générales		
1864	53	Mr L.	16 ans	Première enfance.	Grosses.	Lymphatique ; fils de phthisique ; tousse depuis trois mois ; amaigrissement.	Pharyngite chronique ; respiration prolongée dans le poumon droit ; lacunes amygdaliennes très développées.	25	25	25	Amygdales complètement réduites.	Le résultat du traitement a été très bon au point de vue de l'état général.
1864	54	Mᶫᶫᵉ C.	6 ans 1/2	Dentition	Grosses.	Très lymphatique ; issue de parents lymphatiques ; respire mal.	Bouche continuellement entr'ouverte ; ronflement.	26	26	12	Amygdales réduites de moitié.	Le traitement local a présenté quelques difficultés d'exécution à cause du jeune âge de la petite malade.
1864	55	Mᶫᶫᵉ S.	12 ans 1/2	Depuis les premières années.	Volumineuses.	Souffre principalement de la gorge depuis 3 ou 4 ans ; frère a subi l'amputation des amygdales.	Amygdalite fréquente ; chétive, taille peu en rapport avec son âge.	24	24	20	Amygdales réduites.	Revue quelques années plus tard ; s'est beaucoup développée.
1865	56	Mᶫᶫᵉ B.	17 ans.	Petit à petit.	Grosses.	Scrofuleuse ; urine malgré elle ; côté droit du corps beaucoup plus développé que le gauche ; coryza chronique.	Rhumes de poitrine ; coryza.	25	28	28	Amygdales à moitié réduites.	
1865	57	Mr J.	6 ans.	A 4 ans.	Volumineuses.	Plusieurs angines au début ; nuits très agitées ; ne peut courir ni marcher vite, par manque de respiration.	Dépression transversale de la poitrine.	11	26	11	Amygdales un peu diminuées.	
1865	58	Mᶫᶫᵉ de S.	13 ans.	A 11 ans.	Volumineuses.	Susceptibilité très grande de la gorge ; respire uniquement par la bouche.	Petite ; squelette des os très courts ; taille ramassée ; pas de déformation thoracique.	28	28	24	Amygdales normales.	
1865	59	Mr D.	10 ans.	Epoque dentition.	Grosses.	Les amygdales ont surtout augmenté depuis 5 ans ; scarlatine ; angine fréquente ; voix voilée ; toux. Blanc, délicat.	Ronflement nocturne ; susceptibilité des premières voies respiratoires.	25	25	25	Amygdales très diminuées.	La notable diminution des amygdales a eu pour conséquence immédiate de faire disparaître le ronflement nocturne.
1865	60	Mr L.	18 ans.		Grosses.	Fils de tuberculeux. Sommet droit craquement.	Légères granulations.	30	30	20	Normales	Meilleur état général.
1866	61	Mr V.	11 ans 1/2.	Enfance.	Grosses.	Herpétisme ; angines ; affections inflammatoires des muqueuses palpébrales, nasales, etc.	Surdité ; respiration par la bouche ; rhinite.	25	25	25	Réduction complète.	Ce malade est venu 3 années consécutives à Luchon. Dès la 2ᵉ saison, la réduction était définitive ; il n'existait plus de surdité ; santé générale très bonne.

TABLEAU RÉSUMÉ D'OBSERVATIONS D'HYPERTROPHIES TONSILLAIRES

TRAITÉES AUX EAUX THERMALES SULFURÉES DE BAGNÈRES-DE-LUCHON

ANNÉES	N°s D'ORDRE	DÉSIGNATION	AGE	DÉBUT de la MALADIE	ÉTAT des AMYGDALES	ANTÉCÉDENTS	COMPLICATIONS	Traitement Sulfureux			RÉSULTAT	OBSERVATIONS
								BAINS	DOUCHES locales	DOUCHES générales		
1866	62	Mr D.	20 ans.	Depuis 6 ans.	Grosses.	Tempérament arthritique ; granulation sur les amygdales et le pharynx ; léger souffle à la pointe du cœur.	Angines fréquentes.	21	21	21	Légère amélioration.	Granulation en bonne voie de disparition.
1868	63	Mr C.	13 ans.	Enfance.	Grosses.	Lymphatisme ; pas d'appétit ; chétif.	Angines fréquentes.	25	25	25	Amygdales réduites de moitié.	
1869	64	Mr de R.	9 ans 1/2	Enfance.	Grosses.	Surdité de l'oreille gauche correspondant à une plus grosse amygdale de ce côté ; catarrhe du pharinx et du nez ; respiration par la bouche.	Semi-surdité ; rhinite et pharyngite.	27	27	27	Très diminuées de volume.	Douche de vapeur dans l'oreille ; il entend les battements d'une montre plus facilement qu'à son arrivée.
1869	65	Mlle de R.	15 ans.	Enfance.	Grosses.	Sœur du précédent, même état que lui, moins la surdité.	Catarrhe de l'arrière-gorge et du nez.	27	27	27	Un peu moins bon résultat.	
1870	66	Mme B.	23 ans.	Les premières annés.	Grosses.	A des angines fréquentes, et l'hypertrophie augmente après chaque accès. Durant ces angines, elle a de la surdité.	Susceptibilité de la gorge.	24	24	24	Diminution d'un tiers.	
1872	67	Mme B.	28 ans.		Grosses.	Fréquentes angines diphthéritiques ; l'amygdale droite est plus grosse et remarquable par la large ouverture des follicules.	Susceptibilité de la gorge.	8	20	6	Diminution peu appréciable.	Cette malade supportant mal le traitement ; l'a interrompu fréquemment.
1878	68	Mlle J.	6 ans 1/2	Dentition.	Grosses.	Rachitisme ; gibbosité ; saillie de la 7me vertèbre cervicale jusqu'à 3e dorsale ; déformation de la poitrine en carène ; rougeole ; très chétive, affaiblissement général.	Respiration surtout abdominale par la bouche ; suppuration de l'oreille droite.	30	25	30	Les amygdales sont réduites.	
1881	69	M. B.	12 ans.		Grosses.	Rhumes tous les hivers ; a eu les deux amygdales coupées il y a deux ans, elles ont repullulé sous l'influence d'angines répétées.	Respiration par la bouche.	28	28	28	L'amygdale droite diminuée de moitié ; la gauche à peu près stationnaire.	
1882	70	M. A.	43 ans.	Voilà 5 ans.	Grosses.	Très arthritique, douleurs rhumatismales et attaques aiguës de rhumatismes ; angines chroniques ; les amygdales sont douloureuses.	Pharyngites.	21	18	24	La gorge va mieux, les amygdales sont un peu diminuées.	Le traitement local, bien que très réservé, a provoqué une amygdalite qui a entravé la cure.

TABLEAU RÉSUMÉ D'OBSERVATIONS D'HYPERTROPHIES TONSILLAIRES

TRAITÉES AUX EAUX THERMALES SULFURÉES DE BAGNÈRES-DE-LUCHON

ANNÉES	Nᵒˢ D'ORDRE	DÉSIGNATION	AGE	DÉBUT de la MALADIE	ÉTAT des AMYGDALES	ANTÉCÉDENTS	COMPLICATIONS	Traitement Sulfureux			RÉSULTAT	OBSERVATIONS
								BAINS	DOUCHES			
									locales	générales		
1881	71	Mᴵˡᵉ N.	9 ans	Enfance.	Grosses.	Lymphatique ; grande susceptibilité de la muqueuse, de la gorge et angines fréquentes ; on cherche à obtenir la résolution des amygdales par des cautérisations, sans résultat.	L'amygdale droite est surtout volumineuse.	27	27	27	Réduction complète.	Cette malade est revenue à Luchon deux années de suite. La première saison, en diminuant de moitié les amygdales, avait fait disparaître la susceptibilité catarrhale
1881	72	Mᴵˡᵉ N.	7 ans	id.	Grosses.	Sœur de la précédente, même tempérament.		27	27	27	La réduction n'est pas tout - à - fait obtenue.	
1882	73	Mᴵˡᵉ L.	8 ans	Dentition.	Volumineuses.	Herpétique; elle présente un peu de dureté de l'oreille et une dépression très marquée de la poitrine au point d'élection.	Dépression thoracique et surdité.	28	28	28	Amygdales réduites.	

TABLE DES MATIÈRES

ISSOUDUN. — IMPRIMERIE A. GAIGNAULT.

DE LA BLENNORRHÉE

TRAITÉE PAR

LES EAUX SULFUREUSES DE LUCHON

1884

DES

AFFECTIONS VÉNÉRIENNES

TRAITÉES

AUX EAUX SULFUREUSES DE LUCHON

EN COLLABORATION AVEC LE Dr LAMBRON

1885

DU CLIMAT ESTIVAL

DE

BAGNÈRES-DE-LUCHON

COMMUNICATION

AU CONGRÈS D'HYDROLOGIE ET DE CLIMATOLOGIE

DE BIARRITZ

1886

ISSOUDUN. — IMPRIMERIE A. GAIGNAULT